OLIGOELEMENTOS
EN MEDICINA

LUIS F. BERTELLO

OLIGOELEMENTOS EN MEDICINA

EDITORIAL DUNKEN
Buenos Aires
2015

Bertello, Luis F.
Oligoelementos en medicina.
1a ed. - Ciudad Autónoma de Buenos Aires: Dunken, 2015.
136 p. 23x16 cm.

ISBN 978-987-02-8279-2

1. Medicina. 2. Química Orgánica. I. Título.
CDD 612.01

Contenido y corrección a cargo del autor.

Impreso por Editorial Dunken
Ayacucho 357 (C1025AAG) - Capital Federal
Tel/fax: 4954-7700 / 4954-7300
E-mail: *info@dunken.com.ar*
Página web: *www.dunken.com.ar*

Hecho el depósito que prevé la ley 11.723
Impreso en la Argentina

e-mail: bertello@retina.ar
ISBN 978-987-02-8279-2

ÍNDICE

PRÓLOGO

Por el Prof. Dr. Miguel Falasco

Siento íntimo placer al realizar un análisis crítico del libro "Oligoelementos en Medicina", del Prof. Luis F. Bertello de temática, tan infrecuente como injustamente relegada de la literatura científica general y de clínica médica en particular.

Es bien conocido que los oligoelementos constituyen cuerpos inorgánicos que se encuentran en poca cuantía en los organismos vivos y que su inapropiada existencia en ellos puede eventualmente ser el origen de enfermedades a veces severas. Que contrasentido: tan poca presencia y el riesgo de tanto daño.

Con mucha seriedad científica y rigidez académica el Profesor Bertello hace un detallado análisis de cada uno de los oligoelementos conocidos presentes en el organismo, necesarios y esenciales como por ejemplo macro y micronutrientes, también de aquellos que son capaces de provocar efectos tóxicos como por ejemplo el plomo presente aún hoy en las cañerías de agua corriente de casas antiguas.

El Dr. Bertello no se olvida tampoco de contaminantes ambientales, entre ellos el temible arsénico, bien conocido por la sociedad por su mortífera toxicidad, que el hombre por su crueldad utilizó como una eficaz arma de guerra y carcinogenético por añadidura.

Numera Bertello otros oligoelementos beneficiosos que como su nombre indica, su carencia parcial genera compromisos de salud. Esta obra que sale hoy a la luz para esclarecer un problema médico, es por la cantidad de páginas que lo conforman un libro respetando la definición que hace la UNESCO. Y por la calidad de un enfoque tan minucioso de su temática lo definiría como un libro de texto para el estudiante universitario y con destino especial para todo el Equipo de Salud.

Puntualiza en él los beneficios, perjuicios y los caminos a seguir en el diagnóstico clínico y la terapéutica de enfermedades a consecuencia de las anormalidades por su presencia alterada.

Diríamos entonces que es un libro de consulta para atesorar en la biblioteca ó para tener a mano en el consultorio para buscar datos que esclarezcan dudas constantes.

Una rica bibliografía completa esta interesante obra. Detrás de este Libro se encierra la reconocida idoneidad y todo el camino recorrido por el Profesor Luis Bertello en su larga trayectoria profesional.

Nota: El Profesor Luis F. Bertello es el responsable de la enseñanza desde hace varios años de los "Oligoelementos en medicina" en el Curso de Especialista en Clínica Médica que dicta la Escuela de Graduados de Medicina Interna de Buenos Aires. Sociedad de la Asociación Médica Argentina.

El Dr. Miguel Falasco fue Profesor de la Escuela de Graduados de la Asociación Médica Argentina, Profesor consulto de la Facultad de Medicina de la Universidad de Buenos Aires, Director de la unidad Docente Hospitalaria Pedro Fiorito por la Facultad de Medicina de la Universidad de Buenos Aires, Vicepresidente de la Asociación Médica Argentina.

PREFACIO DEL AUTOR

Este texto trata de remediar una de las deficiencias de la enseñanza de la Medicina en parte de nuestros países.

Recoge los trabajos sobre el tema durante muchos años, aportes de la Federación Internacional de Química Clínica, textos provenientes de Congresos y experiencias personales en las determinaciones de muchos de estos elementos.

La experiencia dice que hay casos de diagnósticos variables que se deben a algún defecto de micronutrientes, y casos en que la medicación no da los resultados esperados y pueden deberse a causas similares.

Además debe tomarse en consideración la importancia de algunos metales en la síntesis del ADN y los efectos causados por su posible interferencia en los mecanismos genéticos.

GENERALIDADES

Todos los organismos biológicos están formados por un complejo sistema de elementos químicos, que ingresa a través del agua y los alimentos originados a su vez por los nutrientes derivados directa o indirectamente del suelo, de modo que el hombre está formado por el barro de la tierra "literalmente" (Carrel dixit).

Todos estos elementos químicos pueden clasificarse desde el punto de vista biológico como *nutrientes, tóxicos y contaminantes.*

Los nutrientes llamados "esenciales" forman un grupo de 19 elementos que existen en todos los organismos sanos, en concentración aproximadamente constante y cuya falta o disminución produce una anormalidad en el estado de salud del individuo.

Todo elemento para clasificar como esencial debe cumplir tres condiciones:

- estar presente en todo organismo sano.
- estar en concentración relativamente constante entre la especies.
- su exclusión provoca alguna anormalidad biológica que se corrige con su agregado.

De estos 19 elementos existen 12 en cantidades elevadas que se denominan "Macronutrientes" que son todos de los Grupos Principales de la Tabla Periódica:

Hidrógeno (H)
Carbono (C)
Nitrógeno (N)
Oxigeno(O)
Sodio (Na)
Potasio (K)

Magnesio (Mg)
Calcio (Ca)
Fósforo (P)
Azufre (S)
Cloro (Cl)

Estos han sido suficientemente estudiados y su actividad y patología son bien conocidos, por lo que no serán tratados en este texto.

Lo más importante es la naturaleza solvente del agua, la química de estos elementos en ella, y su participación en reacciones catalíticas.

También la naturaleza especial del átomo de carbono por la gran estabilidad del enlace C-C y del enlace C-H, y la estabilidad del CO_2.

Otro factor es la riqueza de la superficie terrestre en elementos livianos y los organismos reflejan esa composición.

El magnesio se halla desde los organismos más primitivos, mientras que el calcio aparece en organismos más modernos y de mayor complejidad. El calcio forma compuestos insolubles, más fácilmente que el magnesio y trae problemas biológicos como cálculos, cataratas, aterosclerosis, etc

Tipos de elementos esenciales

El otro grupo de elementos esenciales es el de los "micronutrientes" que está formado por siete elementos, de los cuales sólo dos son de Grupos Principales, Selenio e Iodo; los restantes son metales de transición:

Manganeso (Mn)
Cobre (Cu)
Níquel (Ni)
Cobalto (Co)
Molibdeno (Mo)
Selenio (Se)
Iodo (I)

Los roles de estos elementos están siendo elucidados con creciente rapidez, acumulándose datos sobre su distribución, ámbito de concentraciones y efectos de sus carencias o excesos sobre la salud.

Existe otro grupo de micronutrientes llamados "beneficiosos" formado por al menos ocho elementos, cuya carencia parcial permite la vida del individuo pero provoca algunas falencias en su estado de salud, tres son metales de transición (Cr, Ni, V) y los restantes de grupos Principales:

Cromo (Cr)
Níquel (Ni)
Vanadio (V)
Selenio (Se)
Silicio (Si)
Estaño (Sn)
Flúor (F)
Bromo (Br)

Los estudios sucesivos fueron aumentando el número de estos elementos nutrientes, pero están limitados por la necesidad de técnicas analíticas más refinadas. Se han usado dietas sintéticas, libres de un determinado elemento, y con un ambiente también libre de ellos.

Hay otros elementos considerados candidatos a esenciales, pero no se lo ha podido demostrar fehacientemente, Ellos son: silicio (Si), boro (B), bromo (Br), rubidio (Rb), estroncio (Sr), bario (Ba), wolframio (W), molibdeno (Mo).

Elementos en el organismo humano

Se ha definido el concepto de "Ámbito vital", como los límites mínimo y máximo de ingestión diaria. Por ejemplo en el caso del selenio se halla entre 0,1 y 10 µg/día, para el hierro es de 1 a 200 mg y para el potasio de 10 a 900 mg.

Se da un cuadro con las cantidades de elementos hallados para una persona promedio (70 kg) en gramos y en moles de átomos:

Elem.	**H**	**C**	**N**	**O**	**P**	**S**	**Cl**	**I**
Gramos	6 580	12 590	1 815	43 550	680	100	115	< 1
Moles	6 580	1 050	129	2 722	22	3,1	3,3	<0,007

Metales	**Na**	**K**	**Mg**	**Ca**
Gramos	70	250	42	1 700
Moles	3	6,4	1,7	4,25

Me tran.	**Mn**	**Fe**	**Co**	**Ni**	**Cu**	**Zn**	**Mo**
Gramos	< 1	6	< 1	< 1	1-2	< 1	< 1
Moles	< 0,02	0,11	< 0,02	<0,002	< 0,03	< 0,02	< 0,02

Concentraciones promedio de los elementos en sangre: Se dan los valores en mg/l.

Litio	10^{-3}	**Cromo**	$2. 10^{-2}$	**Zirconio**	10^{-2}
Boro	10^{-2}	**Manganeso**	$2. 10^{-2}$	**Niobio**	10^{-2}
Flúor	10^{-1}	**Hierro**	$5. 10^{2}$	**Molibdeno**	10^{-3}
Sodio	$2. 10^{3}$	**Cobalto**	10^{-2}	**Plata**	10^{-2}
Magnesio	10^{2}	**Níquel**	10^{-3}	**Estaño**	10^{-2}
Aluminio	10^{-2}	**Cobre**	1	**Antimonio**	10^{-3}
Silicio	10^{-2}	**Zinc**	5	**Iodo**	10^{-1}
Fósforo	10^{2}	**Arsénico**	10^{-1}	**Cesio**	10^{-2}
Azufre	10^{3}	**Selenio**	10^{-1}	**Bario**	10^{-1}
Cloro	$3,5. 10^{3}$	**Bromo**	5	**Mercurio**	10^{-2}
Potasio	20	**Rubidio**	1	**Talio**	10^{-3}
Calcio	100	**Estroncio**	10^{-2}	**Plomo**	0,2
Escandio	10^{-2}	**Ytrio**	10^{-2}		

Los elementos tóxicos

Hay también elementos tóxicos, bien conocidos, de algunos de los cuales no se conoce ningún tipo de acción fisiológica normal, y producen efectos sobre la fisiología, incluida la conducta. Los más importantes son:

Aluminio (Al)
Arsénico (As)
Berilio (Be)
Cadmio (Cd)
Mercurio (Hg)
Plomo (Pb)
Talio (Tl)
Selenio (Se)

Pueden ingresar en esta categoría, otros elementos como:

Bismuto (Bi)
Níquel (Ni)
Manganeso (Mn)
Hierro (Fe)

Algunos de éstos pueden formar parte de medicamentos o ser micronutrientes o tóxicos a dosis altas.

Hay otros elementos que son carcinogénicos como:

Cadmio (Cd)
Ytrio (Y)
Berilio (Be)
Níquel (Ni) en alguno de sus compuestos.

Existen otros elementos, que se denominan "contaminantes" o "en tránsito" que han sido hallados en tejidos en muy baja concentración, de los que no se conoce función biológica alguna. Pueden mencionarse:

Plata (Ag)
Bario (Ba)
Titanio (Ti)
Rubidio (Rb)
Estroncio (Sr)
Antimonio (Sb)
Zirconio (Zr)

Se observa que algunos elementos se hallan en más de una de las categorías, siendo ejemplo típico el selenio con propiedades de esencial, beneficioso y tóxico según su concentración.

Si se observa la ubicación de los elementos tóxicos en la Tabla Periódica de Mendeleiev se los encuentra en posiciones vecinas a nutrientes esenciales, por lo cual tienen propiedades químicas semejantes a ellos, y como sus radios iónicos son muchas veces similares, resultan antagonistas de aquellos.

Por ejemplo el cadmio y el mercurio forman parte del mismo grupo de la Tabla que el zinc; el plomo y el talio junto al estaño, o el aluminio y el berilio respecto del magnesio, o el arsénico en el grupo del fósforo.

Otro fenómeno a tomar en cuenta es el de los mecanismos de excreción que son muy eficientes en el caso de los nutrientes esenciales aunque haya alguna sobredosis; lo son bastante menos para los beneficiosos como el selenio cuya excreción es mala si la dosis pasa de 5 μg/día; y es poco eficiente en los elementos tóxicos.

O sea que de estos elementos, el organismo sólo puede eliminar dosis muy bajas, que si se sobrepasan llevan a fenómenos de intoxicación crónica, cuyos mecanismos se están conociendo con cierto detalle especialmente los que afectan el SCN.

El sentido de toxicidad excede actualmente los límites de la toxicología clásica ya que se han hallado acciones crónicas a dosis mucho menores que las admitidas clásicamente, y que dan origen a fenómenos de genotoxicidad, teratotoxicidad, neurotoxicidad y más recientemente han aparecido los efectos debidos al tamaño de la partícula que han dado origen a una nanotoxicología.

En la neurotoxicología se han hallado efectos que originaron la denominada toxicología conductual.

Efectos en el organismo

Puede verse que los elementos micronutrientes y los beneficiosos son en su gran mayoría metales de transición contrariamente a lo que ocurre con los macronutrientes que pertenecen a los Grupos Principales de la Tabla Periódica.

¿Porqué resultan esenciales o beneficiosos estos elementos de transición? Porque forman parte de las denominadas metalo-enzimas, o actúan como activadores de reacciones catalíticas o son parte de proteínas de transporte o de acumulación.

Ejemplos de anormalidades atribuibles a los nutrientes:

	Por déficit	*Por exceso*
Ca	tetania, osteoporosis	cálculos, cataratas, aterosclerosis
Co	anemia	policitemia
Cu	anemia	Enferm. de Wilson
Cr	metabolismo glúcido	
Fe	anemia	hemocromatosis, siderosis
Mg	convulsiones	anestesia
Mn	esqueléticas	ataxia
K		Enferm. de Addison
Na	Addison	hipertensión
Se	necrosis hepática	ceguera en el ganado
Zn	hipogonadismo, etc	(humos) fiebre
Cd		nefritis
Pb		anemia, encefalitis, neuritis
Hg		encefalitis, neuritis

También se han hallado efectos similares a los de los elementos beneficiosos en mezclas de otros elementos. En la figura puede compararse la talla y aspecto de dos ratones, uno con dieta corriente y el otro alimentado con dieta exenta de flúor, estaño y vanadio por 20 días. Se observa menor masa corporal y defecto general en la piel.

Vías de ingestión

Los elementos pueden ingresar al organismo por varías vías:

Vía oral: con agua y alimentos, y eventualmente medicamentos, pasan del aparato digestivo a órganos, músculos y huesos

Vía aérea: el oxígeno para la respiración, gases tóxicos, partículas suspendidas, pasan del pulmón a órganos, huesos etc.

Vía transcutánea: por aplicación de pastas, ungüentos, líquidos absorbibles, pasan a órganos, músculos etc.

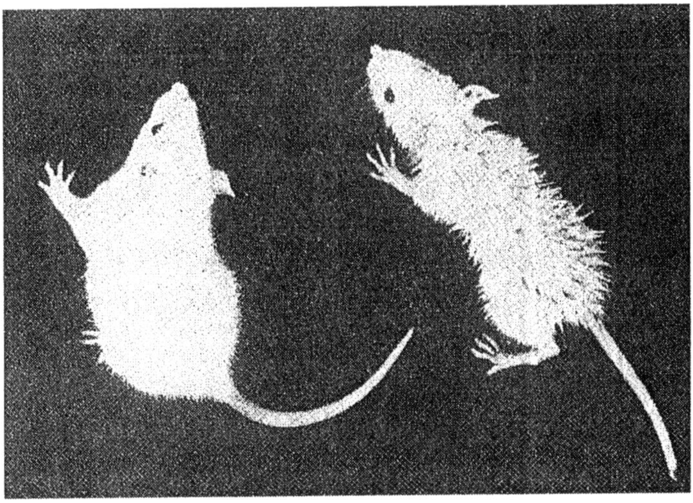

Vías de excreción

Los elementos se excretan con los compuestos formados en el metabolismo:

Vía aérea: fundamentalmente el CO_2 producto de las combustiones internas.

Vía renal: miles de sustancias solubles productos de degradación de carbono, nitrógeno, oxígeno y otros nutrientes (macro y micro) y productos de eliminación de elementos beneficiosos y tóxicos, en formas muy variadas.
Vía digestiva: subproductos de la digestión, sustancias no absorbibles.
Vía superficial: por el sudor, y los detritus titulares como uñas y cabellos y la descamación epitelial.

Depósito

Los minerales se depositan en los huesos, principalmente el calcio, los órganos o los músculos, y actúan con el resto en forma dinámica. Por ejemplo se ha podido determinar la vida media de muchos de ellos en huesos.

La nutrición

El estado nutricional depende por lo tanto de varios factores:

1. la ingesta
2. la velocidad de absorción gastrointestinal
3. la velocidad de excreción renal, fecal, sudor, semen, etc.
4. la presencia de otros componentes de la dieta, como ser:
   - Coadyuvantes: como histidina, ácido linoleico
   - Dificultantes: en el caso del zinc, fosfatos inorgánicos, caseína, proteínas de soja, hemicelulosas, fitatos.
   - Excretantes: como el alcohol que aumenta la excreción de zinc
5. el estado psíquico, p. ej. el estrés que aumenta la excreción.

En el caso de los alimentos debe tomarse en cuenta que además de sus componentes naturales pueden tener aditivos permitidos, que son de varias clases:

Aglomerantes: silicoaluminatos de calcio o sodio, silicato de calcio o magnesio.
Preservantes: ascorbatos, propionatos, sorbatos, cloruro de estaño.
Secuestrantes: acetatos, cloruros, citratos, gluconatos, polifosfatos, fitatos.
Estabilizantes: alginato de calcio.
Suplementos: sales de calcio, gluconato o ioduro de cobre, sales de hierro, sales de magnesio, sales de zinc.
Aditivos varios: sulfatos de sodio, potasio, aluminio y amonio, sales de calcio, sales de magnesio, glutamato de sodio o potasio.

La determinación de los oligoelementos

Como lo indica su nombre, estos elementos tanto nutrientes como beneficiosos y tóxicos, existen en pequeña concentración, generalmente menores de 2 mg/l en sangre y la mayoría sólo en el orden de µg/l.

En vista del papel vital que juegan resulta de sumo interés conocer el status corporal del paciente respecto de estos elementos. Para ello debe conocerse la carga corporal y distinguir la masa circulante y la excreción diaria.

Esta distinción es importante porque ante un caso particular puede resultar decisorio conocer si la falla se debe a una mala absorción, un déficit o exceso de excreción, a un exceso de ingesta o absorción y como influyen estos factores en la carga corporal real.

Un buen índice de la "carga corporal" puede tenerse por medio de biopsia de un tejido idóneo como hígado o riñón, pero debe admitirse que esto no es posible más que en casos especiales o de investigación.

Un buen sustituto es el análisis de tejidos de excreción como uñas o cabellos que pueden aportar datos bien correlacionados con los de biopsia, actuando en realidad como una biopsia externa, no invasiva.

Estos datos de carga corporal son a veces más útiles que los obtenibles de suero u orina.

Debido a la baja concentración la metodología no es sencilla y debe rodearse de los máximos cuidados en lo referente a la limpieza del material de recolección la toma de muestra, y el material de trabajo.

En cuanto a la metodología en sí, hay técnicas electroquímicas o de fluorescencia para algunos elementos, pero la técnica de elección es generalmente la Espectrometría de Absorción Atómica (AA), ya sea en llama, por vapor frío (AAVF), por hidruros gaseosos (AAHG) o electrotérmica (AAET).

Aplicaciones en algunas especialidades

Sin pretender ser exhaustivos, daremos algunos casos de aplicaciones prácticas que pueden resultar orientadoras.

Pediatría

Los efectos de déficit o excesos de oligoelementos en los infantes y hasta la pubertad son más serios que los de adultos ya que interfieren más profundamente en todos los procesos orgánicos y algunos afectan el desarrollo mental.

Entre los metales tóxicos deben considerarse, el plomo que produce en los niños hiperactividad, desafección y otros problemas emocionales y conductuales.

En la intoxicación por mercurio se produce hiperactividad y otras fallas neurológicas, cambios conductuales, fatiga, alergias, asma, anemia etc.

El cadmio produce efectos desde el nacimiento con disminución de la circunferencia craneal, y defecto de peso al nacer.

Luego durante la infancia se observan alteraciones de conducta y retardo mental.

Entre los nutrientes son importantes el cobre, que produce anemia microcítica hipocrómica, y el zinc cuyo déficit retarda el crecimiento, y retardo mental, dificultades de aprendizaje, y anorexia.

Psiquiatría

De las múltiples aplicaciones de este campo, podemos tomar el ejemplo de las depresiones, como uno de los más típicos.

La contribución de los déficits o excesos de oligoelementos en las depresiones es importante y la determinación de algunos de ellos debiera considerarse como prólogo a la medicación.

Algunos elementos tanto tóxicos como nutrientes pueden ser causa de fenómenos de depresión psíquica y somática.

Por ejemplo el mercurio entre los neurotóxicos es capaz de producirla en dosis insuficientes para otra simtomatología tóxica.

Asimismo el déficit de zinc puede dar depresión y anorexia entre otros síntomas.

El déficit de manganeso puede producir alteraciones del SNC y decaimiento nervioso.

Un exceso de cobre puede dar depresión errática y paradojalmente también su déficit la produce vía interferencia con la serotonina.

Esterilidad

Es un hecho conocido que una grave insuficiencia de zinc produce esterilidad o déficit reproductivo, demora en la pubertad, y el desarrollo sexual. También el cobre afecta la reproducción al interferir en la acción del zinc alterando la relación Zn / Cu.

El uso prolongado de contraceptivos orales produce deficiencia de cobre por incrementar su uso biológico. Asimismo el déficit de manganeso produce disfunción reproductiva llegando a la esterilidad.

Si se sospecha infertilidad en el varón y en ausencia de otras causas se puede dosar el zinc en el plasma seminal, ya que en ocasiones se lo halla disminuido.

Dermatología

En esta especialidad pueden mencionarse varios efectos, algunos ya bien conocidos.

El exceso de cobre puede producir eczemas y su déficit dermatosis y fallas óseas.

El déficit de zinc también puede dar eczemas y paraqueratosis.

La selenosis produce erupciones cutáneas, alopecia parcial y un tinte ictérico.

El exceso de níquel produce dermatitis de contacto.

El arsénico produce queratosis plantar y palmar, pigmentación ungueal, dermatitis.

El mercurio produce acrodinia en niños e infantes, y alergias de contacto.

El cadmio produce alopecia, lesiones bucales, descamación de la epidermis.

Oligoelementos y neurotoxicología

El cerebro funciona por procesos químicos y eléctricos en un sustrato fisiológico de naturaleza molecular.

De modo que no es absurdo que el SNC esté influenciado químicamente por factores tanto endógenos como exógenos.

Por ejemplo un efecto endógeno es el de los cambios químicos inducidos por factores sociales o ambientales, como el estrés que produce cambios en el metabolismo del cortisol, la adrenalina y el zinc.

Como cambios de origen exógeno tenemos el déficit de vitaminas del grupo B, el uso de drogas neuroactivas, como anfetaminas, la acción de contaminantes neurotóxicos como plomo, mercurio, biocidas.

En este tema se presenta un caso particular del presentado en general por C. P. Snow y por Karl Popper de lo que fue definido como"las dos culturas", la científica y la humanística. La cuestión es que en este caso se presenta dentro de la ciencia, referente a los procesos mentales y sus alteraciones por diversos factores y las consecuencias sociales de dichas alteraciones.

En algunas ciencias sociales y políticas como psicología y psiquiatría, sociología, etc. se asume que sólo hay influencias "sociales", en contradicción con los hallazgos científicos sobre los factores endógenos.

El problema es serio y va en aumento ya sea en la criminalidad, la violencia, como en el sub-aprovechamiento educativo.

Por supuesto que también existen causas sociales recibidas por los sentidos, los "medios", las familias, la pobreza, etc.

Las influencias químicas se dan por los contaminantes ambientales, los alimentos e indirectamente por la genética personal.

Estos factores tienen a su vez interacciones. Por ejemplo la pobreza induce un déficit alimentario el que puede p.ej. producir depresión por déficit de zinc u otro nutriente.

Estos hechos dieron origen a la psiquiatría biológica, que se basa en las acciones químicas y las interacciones sociales.

La psiquiatría anterior presentaba una dicotomía poco aceptable, ya que supone causas no materiales de las afecciones, pero las tratan con productos químicos!

Debe aceptarse que las deficiencias de nutrientes y la presencia de neurotóxicos influyentes en la química cerebral la cual produce efectos en las conductas que tienen a su vez efectos sociales que a su vez influyen en las acciones químicas en y sobre el cerebro, lo que cierra el círculo de las interacciones.

Un caso típico es el del plomo sobre el Cociente Intelectual, que se estudió midiendo el plomo en la dentina de los niños y su C.I.

Se halló una correlación neta, a mayor concentración de plomo menor C.I.; a mayor dosis mayor efecto y no hay índice de que exista un umbral para estos efectos, que se verán al estudiar el plomo en particular.

Hay neurotoxinas que actúan sobre la conducta a muy bajas dosis, de hasta 1/1000 de la DL50, lo que llevó al estudio de la llamada Toxicología Conductual.

Un ejemplo conocido es el del alcohol etílico, que provoca cambios sutiles de conducta mucho antes de la dosis tóxica, y generar en neonatos el sindrome alcohólico fetal, de lo que ya había noticias en la Biblia (ver Jueces, 13), a pesar de lo cual no fue reconocido médicamente hasta después de mediados del siglo XX.

Sin embargo, sí se conocía que el concebir con el padre en estado de etilismo producía deficiencias mentales serias en el hijo. El etanol está también asociado a ciertos tipos de conducta criminosa.

Otros casos cada vez más comunes es el de las drogas de abuso, como anfetaminas, LSD, cocaína., marihuana etc. que pueden producir efectos neurológicos desde dosis muy bajas.

También se observan casos de cambios de personalidad con el mercurio y con el tetraetilplomo que se usó como antidetonante de las naftas. Los expuestos sufren de inquietud, locuacidad, ilusiones, manías, ansiedad, agresiones, tendencias suicidas, y aspectos esquizoides.

O sea que la neurotoxinas son los contaminantes más peligrosos y muchas veces son involuntarios, ingresando al organismo sin detección previa como en el caso del manganeso,mercurio, plomo, estaño, aluminio, compuestos clorados, fosforados, hidrocarburos, etc.

Por otra parte los efectos neurotóxicos de algunos déficits nutricionales son serios durante la gestación y la infancia, como en Vitaminas B1, B6 y B12, iodo, zinc, hierro.

La teratogenia

Existen también teratógenos del SNC que producen subdesarrollo cerebral por exceso o por déficit.

Ejemplo de excesos: Vitamina A, mercurio, cadmio, rayos X, plomo.

De déficit: zinc y las vitaminas B.

La teratogenia puede producirse antes de la concepción por exposición al plomo del padre, por la llamada teratospermia, o malformaciones cromosómicas del semen.

Se observa una teratogenia conductual a bajas dosis, los efectos no son visibles al nacer pero aparecen luego los efectos mentales.

Experimentos en ratas con plomo a 360 μg/l muestran un retardo en el desarrollo sináptico.

Hay también interacciones que magnifican los problemas, por ejemplo el déficit de zinc y el alcohol; éste disminuye la absorción y aumenta la excreción de zinc y el déficit de zinc aumenta los efectos del alcohol inhibiendo la acción de las deshidrogenasas que lo metabolizan.

Los genotóxicos

Son sustancias que afectan especialmente al esperma como el plomo que actúa sobe el ADN.Puede verse que el plomo está en las tres clases, es neurotóxico, teratotóxico y genotóxico.

A su vez el déficit de zinc puede actuar como teratógeno y genotóxico, y como el plomo y el cadmio antagonizan el metabolismo del zinc, se observa un agravamiento de los efectos del déficit.

En resumen, la conducta, la personalidad y la actividad mental están en general determinadas por la herencia y modulada por factores químicos, nutricionales y tóxicos durante la gestación y la infancia. Actúan sobre el desarrollo del cerebro y sobre su funcionamiento.

Hay otras influencias como la memoria pasada y actual, la información sensorial del ambiente, y factores espirituales.

En general un exceso de un metal, produce excitabilidad o hiperactividad, como en el caso del plomo. Hay casos de violencia atribuidos a déficit de metales como el cromo, que se han hallado por la ingesta de alimentos muy purificados industrialmente.

Se puede desarrollar una explicación molecular sobre el mecanismo de estos efectos.

Los gametos portan la información genética en su ADN y éste se produce por acción de unas 20 DNA-polimerasas que son zinc-dependientes. Además el zinc estabiliza la doble hélice y el plomo antagoniza este mecanismo.

Si el fenómeno ocurre en un gen del desarrollo cerebral, las consecuencias posibles del déficit de zinc y el aumento del plomo, son obvias.

Esto explica porqué las causas llamadas "sociales" tienen una influencia menor, salvo que estén asociadas a déficit nutricionales o exceso de tóxicos con acción geno-terato o neuro-tóxicas.

Otro ejemplo es la acción del plomo que antagoniza la acción del ion Ca^{2+} interfiriendo en la acción de la ATP inhibiendo el crecimiento de las dendritas.

También inhibe la entrada de calcio a la terminal pre-sináptica produciendo un exceso de algunos neurotransmisores como acetilcolina, dopamina, noradrenalina, y GABA.

Se ha visto que algunos tipos de esquizofrenia presentan elevado nivel de cobre y bajo nivel de zinc y manganeso.

El plomo inhibe el metabolismo del GABA que es inhibidor de las excitaciones, lo cual explica la gran sensibilidad al estrés del plomo.

La conocida acción del plomo sobre la δ- Ala deshidratasa, que es una enzima con zinc, aumenta el δ- Ala que es neurotóxico ya que inhibe el transporte de ion Na^{+} e imita al GABA, actuando como un falso neurotransmisor.

Por otra parte el déficit de cobre afecta la biosíntesis de fosfolípidos de la mielina, por déficit de la citocromooxidasa, y excesos de plomo y molibdeno exacerban el déficit de cobre.

Se ha observado que los metales pesados en general originan hiperactividad por hipo-inhibición, y una de las causas es el plomo que mejora por quelación con penicilamina, salvo que se deba a un déficit de excreción del plomo.

También hay casos de violencia que aumenta en la hipoglucemia por déficit de cromo debido al uso de alimentos con exceso de refinación, como harinas o azúcar, que mejoran administrando 200 µg de cromo/día.

El descenso del cromo se observa también en el sindrome senil.

Los detalles de estas acciones se discutirán en los capítulos relacionados con cada elemento.

La nanotoxicología

Con las nuevas tecnologías que han desarrollado el uso de materiales diversos en forma de partículas de tamaño de los nanometros (nm) que se producen efectos inesperados en el ámbito de 1 a 100 nm y se hace imprescindible tenerlo en cuenta por problemas de toxicología de sustancias que en tamaños comunes son inocuas.

En estos casos la toxicidad se debe a que igualan el tamaño de receptores celulares y pueden interferir en el ingreso a la célula de medicamentos o metabolitos esenciales.

Un ejemplo son los nanotubos de carbono, o de otros compuestos de 1-2 nm de diámetro y longitud mayor de 20 nm que al ser respirados producen fenómenos tóxicos, y son biopersistentes. Estos materiales se usan en sensores y otros dispositivos y tienen propiedades electrónicas o térmicas muy especiales.

En el pulmón los daños son similares a los de la silicosis o la asbestosis.

El fenómeno aparece en muchos materiales durante su preparación y su uso, como en las pinturas, telas con nano-estructuras, materiales hidrofóbicos derivados de suspensiones coloidales en polvo o en solución acuosa.

Los daños pueden ser también ecológicos si estos materiales van a los desechos, al suelo o a las napas de agua potable.

Otra fuente, son los materiales cosméticos como protectores solares, algún componente de pastas dentífricas, celdas solares, sistemas catalíticos.

Estas partículas si son inhaladas causan daños pulmonares más serios que los de las llamadas "respirables" en los análisis ambientales. Son ejemplos el negro de humo, el TiO_2 de las cremas solares que si se exponen al espectro ultravioleta, absorben hasta un 70% del UV, se activan y producen foto-oxidaciones locales y pueden llegar a dañar el ADN.

Papel biológico de los iones inorgánicos

Hay un principio general para el comportamiento de estos iones. Se debe considerar para cada elemento esencial que se hallen en la concentración correcta, en el lugar que le corresponde y estar unido a su correspondiente transportador.

Los iones de los grupos principales de la Tabla Periódica son macronutrientes esenciales: sodio (Na^{+}), potasio (K^{+}), magnesio (Mg^{2+}), calcio (Ca^{2+}), cloruros (Cl^{-}) hidrógenocarbonato (HCO_3^{-}), sulfato (SO_4^{2-}), hidrógenofosfato (HPO_4^{2-}).

En general son iones muy móviles.

Ejemplos:

El sodio y el calcio son extracelulares y el potasio y el magnesio son intracelulares.

Las concentraciones medias son: (en mmol/l)

En plasma
sodio: 140
potasio 4-5
calcio: 3
magnesio: 2
cloruro: 100
bicarbonato: 25
sulfato: 1
hidrógenofosfato: 1

Intracelular
sodio: 5
potasio 140
calcio: < 1
magnesio 38
bicarbonato: 2
hidrógenofosfato: 130

Esta distribución iónica estabiliza la célula, impidiendo la ósmosis simple rechazando el sodio e impidiendo la precipitación de carbonatos y fosfatos y rechazando el calcio.

El equilibrio se obtiene por procesos de membrana llamados a veces "bomba de iones", que transporta los elementos contra el gradiente natural de concentraciones.

El ion Na^+ mantiene la presión osmótica y los potenciales de membrana; además está relacionado con el transporte de aminoácidos y azúcares hacia la célula, consumiendo el 50% del metabolismo basal.

El ion K^+ es el de menor potencial iónico de los cuatro cationes y puede difundir en un medio hidrofóbico como la membrana. Es un cofactor de enzimas intracelulares, p.ej. la piruvatoquinasa, que esencial en la glucólisis la cual requiere una alta concentración de ion potasio y es inhibido por sodio y calcio. Lo mismo ocurre con la síntesis de proteínas en el ribosoma que estabilizan los ácidos nucleicos.

Los iones calcio y magnesio tienen acciones muy variadas, a saber:

- mantienen el potencial de membrana
- transmiten la señal nerviosa
- forman puentes entre los grupos carboxilo $(COO)^-$ de las lipoproteínas y por tanto espesan las membranas celulares (si hay déficit de calcio la membrana se hace porosa).

El ion calcio es cofactor de enzimas extracelulares:

- forma parte principal de los huesos
- actúa en los mecanismos de coagulación
- en la liberación de hormonas, p.ej. en la lactancia
- en la conducción nerviosa
- en la contracción muscular
- antagoniza la activación de enzimas por el ion magnesio.

El ion magnesio a su vez:

- estabiliza la estructura intracelular
- es cofactor de enzimas intracelulares

- compleja los nucleótidos junto con el fosfato y por lo tanto es esencial para la replicación del ADN
- se une a enzimas que hidrolizan al fosfato y lo transfieren
- actúa en la fotosíntesis.

Ambos son ácidos de Lewis, débiles.

El ion sodio gatilla la reacción celular al entrar en la célula, p.ej. la nerviosa que tiene baja concentración de sodio.

El ion calcio se deposita en el sarcoplasma llegando a una concentración de 43 moles de Ca^{2+} por mol de proteína. En el nervio da impulso que elimina el calcio por canales hacia el exterior, provocando una contracción que dura algunos milisegundos. El retorno se produce por la ATPasa de Ca y Mg que produce hidrólisis.

Algo similar ocurre en las mitocrondrias, que intercambia el calcio con Na^+ o H^+ según sea en corazón o hígado. La contracción elimina calcio. Actúan como mensajeros químicos con el sodio y el AMP cíclico.

Se deposita en la calmodulina que tiene cuatro sitios para unión con el ion Ca^{2+} y con la troponina C en el músculo esquelético. También actúa en la activación de la cadena liviana de la miosaquinasa.

Los transportadores naturales conocidos son:

la ATPasa de Na^+ y K^+: actúa como un mecanismo de bomba para ambos.

Cuando transporta sodio lo ingresa a la célula, una vez dentro se une al K^+ para su excreción. O sea que la enzima toma dos formas según los iones que haya en su entorno.

El intercambio de sodio y potasio extracelular es gatillado por la salida simultánea de ion H^+ de la célula. La parte terminal de la enzima tiene un anhídrido mixto de aspártico y fosfórico como sal de sodio en el exterior de la célula, que en presencia de potasio, pierde sodio y un protón y adquiere un K^+ que así ingresa a la célula.

```
           OH                                                    OH
Mg -O- P- O Na (+) - + K+ -- Na+ - H+-------> Mg-O-P-OK+
           O- asp                                                O- asp
```

En el espacio intracelular, el complejo capta un HO^- y el enlace P-O- se rompe liberando PO_4^{3-} y el K^+ queda unido al aspartato asp-COOK

la ATPasa de Ca^{2+} y Mg^{2+}: toma y libera calcio en la contracción muscular, pero el mecanismo de salida no se conoce con seguridad, pero es tan rápido que se supone que es a través de poros iónicos.

Hay otros transportadores de calcio en eritrocitos, corazón, útero, o como la rodopsina en la visión.

La calcificación de huesos se produce a través de la vitamina D3 (1,25 dihidroxi-)

En la coagulación actúa en varias etapas del mecanismo de cascada.

La protrombina tiene 10 sitios activos para el calcio, de los cuales cuatro son específicos para la dimerización y la activación. Es una proteína con γ-carboxiglutamato, que requiere potasio para su síntesis.

La enzima reinicia el ciclo para sacar el Na^+ por medio de un ciclo con ATP que capta un H^+ en el último grupo fosfato, pierde potasio, libera un fosfato, liberando el ADP y reconstituyendo el anhidrido inicial al tomar el ion Na^+, que sale así de la célula.

Los iones metálicos de transición

De algunos no se conoce el mecanismo exacto de su rol.

Hay dos tipos principales.

1. Los que son núcleo de enzimas específicas:
    a) los que forman metalo-enzimas: el metal actúa como átomo central de un complejo con ligandos proteicos. En algunos casos complicados como xantinooxidasa de masa molecular 300 000, tiene 8 átomos de Fe y 2 de Mo por molécula.
    b) los que actúan como activador de enzimas. Aquí la unión es débil y forma complejos lábiles con la enzima, en general externos y en algunos casos la enzima puede activarse con varios iones metálicos, p.ej. usar Mg^{2+} o Mn^{2+}.

La función del átomo metálico puede actuar por varios mecanismos:

- congelar la geometría de modo que sólo pueda unirse a un determinado sustrato.
- unir el sustrato a una proteína actuando como molde
- como intermediario redox de un sustrato.

2. Los que forman parte de la estructura de proteínas de transporte o de acumulación:
   Actúan ya sea controlando el depósito y concentración de un metal o la concentración de un sustrato como oxígeno o CO_2 etc. Son ejemplos la transferrina, la ceruloplasmina y la ferritina.
   Ejemplos:
   El *zinc*: da complejos y es un ácido de Lewis fuerte. Se conocen 18 metaloenzimas y 14 casos de activación enzimática. Por ejemplo en las fosfatasas se compleja con el fosfato por ser ácido de Lewis, en la anhidrasa carbónica regula el CO_2, en la ferritina activa el depósito o liberación del hierro.
   El *hierro,* actúa en reacciones redox pasando de Fe^{2+} a Fe^{3+}. En la Hb, donde se halla en el centro de un tetrapirrol de la protoporfirina IX, con Número de Coordinación 6, cuatro uniones a los átomos de N de pirrol, uno al N de imidazol y el sexto es el que recibe la molécula de oxígeno. Otro caso es la catalasa con Fe^{3+} de gran Peso Molecular (247 500). En los citocromos hay reacción redox de 2+ a 3+.
   El *cobre* actúa en sistema redox pasando de Cu^{+} a Cu^{2+}. Se han identificado 12 enzimas con cobre. Una es la ceruloplasmina que actúa en la oxidación del Fe^{2+}: otra es la aminooxidasa del colágeno, la tirosinasa, y en invertebrados la hemocianina que actúa como transportadora de oxígeno.
   El *molibdeno* actúa en la fijación de nitrógeno por la nitrogenasa y en la nitratoreductasa que también tiene un átomo de hierro.
   El *níquel* disminuye la absorción de hierro y forma parte de la ureasa.
   El *cobalto* es el átomo central del complejo de la vitamina B12.

El *manganeso* se acumula en las mitocondrias y actúa en los estados de oxidación 2+ y 3+. Puede reemplazar al magnesio en la activación de varias enzimas como la deshidrogenasa isocítrica y las polimerasas. Forma parte de dos enzimas, la arginasa y la piruvatocarboxilasa.
El *cromo* actúa en la utilización de la glucosa con la insulina, en la síntesis de ADN, el colesterol y hormonas derivadas y los lípidos.
El *vanadio* de acción poco conocida sobre el metabolismo lìpídico.
El *silicio* en la biosíntesis ósea y del colágeno. En algunas proteínas de la piel y el tejido conectivo se hallaron puentes de silicio y se cree que dan permeabilidad y elasticidad.
El *selenio* es parte de la glutatión peroxidasa y su forma activa es un radical R_2Se-.
El *iodo* forma parte de T_3 y T_4.
El *flúor* actúa en dientes y huesos dando la fluoroapatita, de mayor dureza que la hidroxiapatita.

Los complejos metálicos "in vivo"

La acción es muy compleja porque para cada ion metálico hay muchos ligandos que compiten por las posiciones de coordinación y también influye el pH local.

Además hay un gran número de factores en acción:

- la especie, la edad y el sexo,
- el órgano de cada especie,
- el ritmo circadiano,
- la dieta,
- el estado de salud o enfermedad,
- el pH de cada órgano,
- el antagonismo o la estimulación de otros iones metálicos.

Estos factores se visualizan en las variaciones del *hierro* en plasma:

Varones: 1,3 mg/l Mujeres 10 a 15 % menos.
Ritmo: es máxima en ayunas y da un mínimo por la tarde.
Embarazo: va disminuyendo.
Nacimiento: 1,5 a 2,0 mg/l pero baja en pocos días a menos de 1,0 mg/l.
Déficit: por la dieta (hierro, vitaminas C y B12).
Ej: en el hombre hay un total de 4 a 6 g de hierro que entran con la dieta.

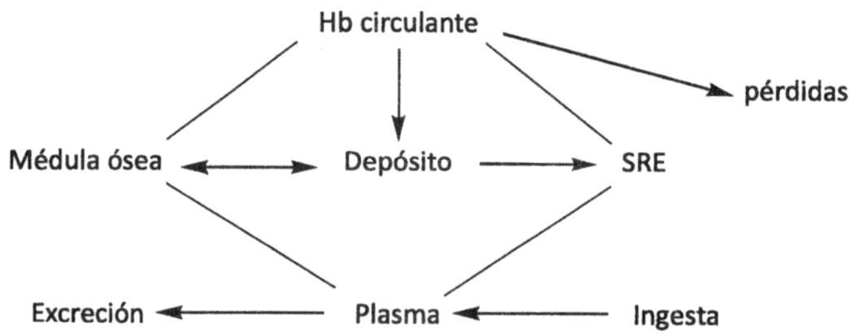

El transporte se hace por la transferrina plasmática.

El depósito se efectúa en la ferritina, que requiere pH, CO_2 y HCO_3^- para pasar átomos de hierro al plasma.

La vida media de los eritrocitos es de 120 días y su reposición requiere 25 a 30 mg/ día de hierro.

Los ciclos biogeoquímicos

Estos ciclos pretenden representar la movilidad de un elemento dado en los distintos medios pasando de la parte inorgánica a la orgánica y a los seres vivos, y de un medio a los restantes.

Se presenta, como ejemplo el caso del nitrógeno.

Es difícil determinar los tiempos de residencia en cada uno de los ámbitos.

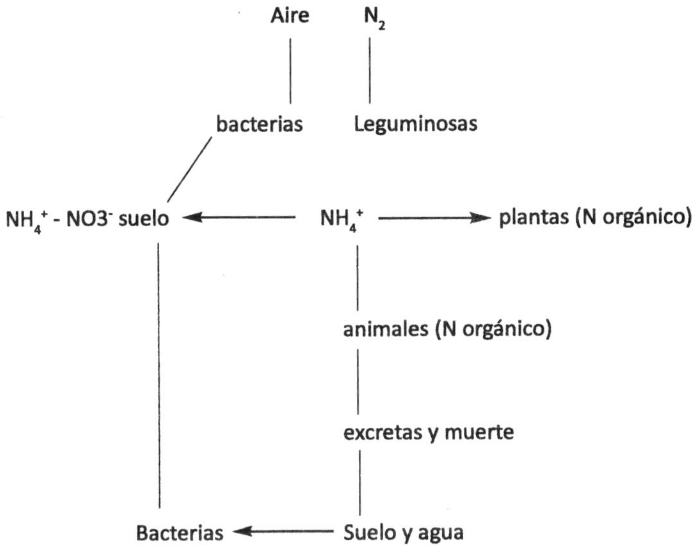

Se conoce la vida media biológica de cada elemento, que varía para cada uno.

H: 19 d	C: 35 d	Na: 16 d
K: 13 d	Ca: 5 a	Cr: 3 a
Mn: 3,5 d	Fe: 66 d	Co: 8,5 d
Cu: 68 d	Zn: 23 d	I: 112 d

Es en cambio, muy difícil dar las cantidades "normales" de cada elemento en cada órgano, ya que hay variaciones por sexo, edad, dieta, ambiente, historia médica, presencia de elementos antagonistas o estimulantes.

Se suele dar un "intervalo de referencia", pero estar fuera de estos promedios no significa necesariamente una anormalidad.

El estudio de la nutrición inorgánica ha sido descuidado durante mucho tiempo, a pesar de que incluso los factores de crecimiento, dependen de complejos inorgánicos en su asimilación.

La cinética del crecimiento celular depende de cierta concentración limitante de vitaminas o metales.

La absorción de metales

Esta absorción de metales en el organismo depende de una complejación competitiva metal- ligando y hay diferencias entre el estado de ayuno o con alimentos.

Por ejemplo, el zinc se absorbe en el intestino delgado por medio de una capa de células que actúa como solvente lípido-proteico. El metal viene como un complejo neutro soluble o absorbible en esa capa lipoproteica y el líquido en su derredor y que baña las células tiene un pH entre 6 y 7.

Cuando se desea una mayor absorción se debe ingerir el complejo metálico en ayunas y los ligandos se eligen de modo que:

- haya alta concentración del complejo a ese pH.
- que el metal no se compleje con demasiada fuerza. porque una vez absorbido debe ceder el ion metálico a los mecanismos de unión con las proteínas.

Para ello la constante de estabilidad del complejo Me-Proteína debe ser mayor que la del complejo administrado.

Con los alimentos la cuestión es más complicada porque cada metal está fuertemente unido a las proteínas alimenticias como complejo estable.

El metal debe ser absorbido por otros ligandos, que deben ser estables al pH orgánico que es aproximadamente 2 en el estómago y 6-7 en el intestino.

Este complejo debe ser a su vez soluble en la capa lipoproteica.

Luego debe ceder el ion metálico a ligandos proteicos del interior celular.

Pero un cierto ligando debe servir para otros cationes y hay ligandos competitivos que pueden ser no solubles en las lipoproteínas. Por ejemplo el hierro de los huevos es menos asimilable por acción de la ovoalbúmina.

Asimismo el zinc es menos asimilable si hay fitatos, provenientes de algunos cereales.

Esto ocurre cada vez que un catión cruza una membrana o es absorbido por una proteína lo que ocurre varios cientos de veces en un ciclo biológico.

Efectos de la dosis en carencias o toxicidad. Se sabe que sus déficits producen enfermedades carenciales y los excesos, daños tóxicos.

Sucede que la respuesta a un dado elemento y sus complejos puede ser bifásica, según sean los ligandos presentes.

Ejemplo: la 8-hidroxiquinolina es tóxica para el estafilococo a 10^{-5} mol/l en 60 minutos, pero es menos tóxica a dosis de 10^{-3} y 10^{-2} mol/l ya que resiste por más de 24 horas.

La causa es que a baja dosis se obtiene el complejo [Fe-oxina] y en cambio a dosis mayores se forman otros complejos $[Fe(oxi)_2]$ y $[Fe(oxi)_3]$ que son mucho menos tóxicos.

Si al mismo tiempo se suministra otro metal que tenga mayor afinidad por ese ligando baja la toxicidad del complejo 1:1, p. ejemplo cobalto, zinc, níquel, cosa que no ocurre con magnesio, calcio o manganeso.

Esto explica porqué un exceso de un metal esencial puede resultar peligroso. El origen puede ser una contaminación o un medicamento (iatrogenia).

Ejemplos:

- El *manganeso*, puede interferir en la asimilación del hierro. El MnO_2 por vía pulmonar da síntomas de parkinsonismo y esquizofrenia.
- El *hierro*, por vía oral tiene acción corrosiva sobre el tracto gastrointestinal dando hemorragias, y se deposita en los tejidos.
- El *cobalto* produce policitemia y cardiomiopatías.
- El *cobre* se deposita en hígado con necrosis o cirrosis
- El *zinc* por vía oral produce vómitos y diarrea, y como polvo de ZnO por inhalación produce la fiebre pulmonar.
- El exceso de Mn, Co o Zn se trata con complejantes como el $edtaCaNa_2$, o L-dihidroxifenilalanina.
- El exceso de hierro con desferroxiamina o Na_2HPO_4.
- El de cobre con D-penicilamina, trietilentriamina, o ditiopropanol.

En otros casos un exceso de un catión interfiere con otro que es cofactor de una enzima.

Así el ion Ca^{2+} respecto del magnesio como cofactor de la piruvato-quinasa.

También existen ritmos circadianos, ritmos cortos desde milisegundos, ritmos largos de meses. Un ejemplo de ciclo largo es la variación verano-invierno de algunas hormonas.

Un ejemplo de ciclo diario es la concentración de hierro en suero que es máximo en la mañana y tiene un mínimo a la tarde, cuyo mecanismo químico es desconocido.

De aquí la importancia de exigir que la medición de hierro en suero se efectúe temprano en la mañana, para tener datos comparables.

Principios generales que gobiernan los ciclos:

- Para que haya oscilaciones continuas debe haber un decrecimiento continuado de la diferencia de energía libre del sistema; p. ej.: la alimentación produce energía. Si falta se observa decrecimiento de la actividad.

Las concentraciones oscilan alrededor de un estado estacionario de no-equilibrio pero si se elimina el ingreso de la sustancia, las concentraciones de equilibrio no son muy lejanas de las oscilaciones anteriores.

Se debe a que los procesos naturales son termodinámicamente muy eficientes y por lo tanto ocurren cerca de las condiciones de equilibrio reversible.

Los períodos circadianos y sus amplitudes pueden variar con la edad, la salud y el estado de contaminación.

Por ejemplo el etanol reduce el período y su amplitud; el Mn^{2+} aumenta ambos; el ion Zn^{2+} o la aspirina aumentan los períodos pero no cambian la amplitud.

Habiendo enzimas involucradas, una parte al menos del mecanismo tiene un "asa de retroalimentación".

Una de las consecuencias de estos hechos es el principio de la "cronoterapia" que consiste en introducir el medicamento a la hora de su mayor efectividad.

Por ejemplo la quelación de exceso de hierro con desferroxiamina es 65% más efectiva si se inyecta en las horas de la mayor concentración diaria del Fe^{2+}.

En las patologías puede existir una influencia de los ligandos. Por ejemplo en el caso del *selenio*, si ingresan más de 5 µg/g de alimento resulta tóxico, con necrosis hepática, distrofia, enfermedad "alcalina". Hay alopecia, el ganado pierde los cuernos. Se debe a que el azufre de los aminoácidos de la queratina, es reemplazado por selenio.

Si la ingesta no llega a los 3 µg/g hay una mejora del crecimiento y cura la enfermedad del "músculo blanco".

El déficit de selenio reduce la actividad de la glutatiónperoxidasa, lo que produce problemas por la mayor actividad del H_2O_2.

Cuando la ingesta es de selenio con ligando no proteico hay más toxicidad aguda.

Cuando es selenio con ligando proteico hay mayor toxicidad crónica.

El déficit de selenio favorece el cáncer, se observa una correlación entre la incidencia de cáncer y la concentración de selenio en los alimentos.

Existen también interrelaciones entre dos elementos. Un ejemplo se observó en la India, cuando al cambiar la napa de provisión de agua, aumentó la alcalinidad del suelo.

Esto produjo en la cosecha de sorgo de la región un aumento en la absorción de fluoruro y molibdeno y estos aumentan la excreción de cobre, lo que a su vez produce "genus valgum" con osteoporosis.

Se pueden mencionar algunos ejemplos de los efectos médicos de los cambios de oligoelementos en el suelo.

Un descenso de iodo: efectos en la tiroides, lo que lleva al bocio.

Un aumento del selenio: disfunción hepática, gástrica e intestinal.

Un aumento del plomo: esclerosis múltiple, problemas neurológicos y por fin el saturnismo clásico.

Un aumento del silicio aumenta el cáncer si no hay suficiente calcio como sucedió en Holanda.

El aumento de zinc y cromo trajo cáncer gastrointestinal en Inglaterra.

El descenso de cobre, hierro y molibdeno, anemia y cáncer de esófago (en Sudáfrica).

Los suelos con bajo magnesio aumentarían el cáncer (Francia) y en Polonia hubo leucemias en zonas con suelos en los que se aislaron hongos oncógenos.

El mecanismo de esta carcinogénesis se debe a que los metales del suelo están en la concentración óptima para los hongos productores de aflatoxinas.

Se observó un descenso del magnesio eritrocitario, lo que hace aumentar la relación Ca/Mg y la de K/Mg.

Las contramedidas indicadas pueden ser:

a. enriquecer el suelo con magnesio, para lo cual se usa dolomita.
b suplementar al paciente con magnesio, lo que mejora el sistema inmune ya sea con agregado de $MgCl_2$ a la sal o con levulinato de magnesio hasta normalizar los datos biológicos.

Existen antagonismos y estimulaciones interiónicas. Se debe distinguir para cada metal la concentración total, la concentración del ion libre y la del ion complejado, lo que hace que la concentración de un ion pueda variar a pesar de que la concentración total se mantenga.

Las causas pueden ser:

- antagonismos y estimulaciones de otros iones,
- una absorción selectiva por la membrana celular,
- los cambios temporales, como los ritmos circadianos, o efectos de los ligandos mixtos.

Un ejemplo es el ion fosfato, que estimula la absorción de magnesio y es antagonista de zinc, cobre, potasio.

La absorción selectiva depende del pH que cambia las concentraciones del ion libre y del complejo.

Análogos inorgánicos de moléculas biológicas

Pueden agruparse en dos tipos:

a. con ligandos de moléculas pequeñas. El más importante es el de los transportadores de oxígeno, otros son los de CO, CO_2, N_2.
   El O_2 puede actuar de tres formas diferentes:
   - ligando unidentado (se une por un solo enlace) M—OO—, el caso más importante es el de las hemoproteínas.
   - ligando puente M—O—O—M
   - ligando bidentado, que son los más comunes 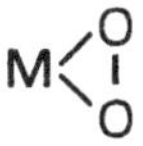 y casos similares se dan con el CO_2.

b. con moléculas como los aminoácidos, que sirven de modelo a complejos con péptidos y proteínas. Un ejemplo son los de cromo, como [Cr(alanina)$_3$] o los de cobalto(3+) como [Cr(gli-gli)$_3$].

En la eliminación del cobre en la enfermedad de Wilson, el complejo Cu-Albúmina forma un complejo ternario con D-penicilamina que luego difunde como complejos livianos.

En los aminoácidos azufrados como la cisteína, el azufre puede actuar como ligando del cromo además del O y el NH_2, dando complejos octaédricos.

En los aminoácidos con heterociclos como histidina y penicilamina, puede haber ligandos mixtos que pueden ser ter-dentados (se unen por tres átomos) p. ej el [Cr-L-hist.-D-penicilamina] en que la histidina(1-) y la penicilamina (2-) son ambos ter-dentados y dan un complejo octaédrico.

El hierro puede dar complejos no-hemo con núcleos Fe_4S_4, con geometría aproximadamente cúbica que se encuentran en bacterias. Hay dímeros de la ferredoxina con 8 átomos de hierro.

En general puede decirse que todos los procesos vitales dependen de la acción de complejos con ligandos mixtos.

Así el funcionamiento de las *enzimas* depende de un activador específico que es un complejo Metal-enzima. Las metalo-enzimas en las que el metal suele ser el sitio activo que depende del estado resultante de complejos con ligandos mixtos.

Un ejemplo es la piruvatoquinasa cuyo centro activo contiene un ion Mn^{2+} a cuyo alrededor se forma un complejo octaédrico con ligandos mixtos: H_2O, proteína, un grupo -CHR, un nitrógeno de un ciclo, y dos fosfatos de la ATP unidos a través de átomos de O.

También el *transporte* por membranas, como se ha visto más arriba.

La *invasión viral* se hace por complejos mixtos con zinc que permiten la entrada por la membrana y luego el acoplamiento del ADN.

La *fijación del nitrógeno* atmosférico por la nitrogenasa requiere de complejos de molibdeno y hierro.

El *transporte de oxigeno* en la sangre por el hemo.

Lo mismo para el *transporte y depósito* de iones metálicos se hace vía complejos con aminoácidos:

Cu^{2+} + R- N – C- O <---> [Cu (NCO^{-})] y + albúmina <--> [Cu (NCO)(alb)] y <------> [Cu (alb)] + aminoácido.

Otro ejemplo es el transporte de iones como Na^{+}, K^{+}, Ca^{2+} y Mg^{2+}, que se han dado en llamar “bombas” de sodio etc. como se vio más arriba.

También se aplica al transporte de hierro en suero por la transferrina.El átomo de Fe en la proteína tiene una vida media de 1-2 horas y la transferrina de 7-8 días.

El depósito del hierro se hace con la ferritina, molécula con un hueco central en el que se deposita el hierro como micelas microcristalinas de FeOOH y fosfatos. Cada molécula de ferritina tiene hasta 4 500 átomos de hierro.

Referencias

Vorhees C. V. *et. al.*: Science 295, 1220 (1979).

Heiss B.: Fed. Proc. Am. Soc. Exp. Biol. 37, 121 (1981).

Warburton D. M. *et. al.*: Br. Med. Bull. 37, 121 (1981).

Klevay L. M.: Am. J. Nutr. 23, 1194 (1970).

Idem: Nutr. Rep. Int. 11, 237-42 (1975).
Chatt A. *et. al.*: en Hair, trace elements and human illness, Brown AC *et. al.*: Praeger NY 1980.
Gibson R. E.: J. Human Nutr. 34,405-16(1980).
Bushnell P. J. *et. al.*: Neurobeh. Toxicol. 1, 207(1979).
Donald J. M. *et. al.*: Neuropharmacol. 20, 1097 (1981).
Bryce Smith D: Chem. Soc. Rev. 15, 93-123 (1986).
Needleman H.L. *et. al.*: New England J. Med., 300, 689 (1979).
Idem: Pediat. Res. 17, 179A (1983).
Mc Cauley F.T. *et. al.*: Neuropharmacol. 18, 93 (1979).
Speizer F. *et. al.*: Proc. Int. Symp. Environ. Health –Lead aspects 835-46 (1972) C.E.C Amsterdam.
Crofton K. M. *et. al.*: Life Sci. 26, 823 (1980).
Cooper G. P. *et. al.*: Neurotoxicol 5, 247 (1984).
Underwood E. J.: Trace Elements in Human Nutrition, Academic Press, London 1977.
Idem: Brain Res. 323, 31 (1984).
Bryce Smith D. *et. al.*: Lancet, 11 350 (1984) y 1162.
Aggett P. J.: Arch. Dis. Children 54, 929 (1979).
Phelps R. *et. al.*: Arch. Environ. Health 35. 161-8 (1980).
Reding F. *et. al.*: Lancet, 11 493 (1984).
Plesse J. Int. Clin. Nutr. Rev,3, 4 (1983).
Marlowe M *et. al.*: Orthomolec. Psychiat. 12, 26-33 (1983).
Prasad E. E.: Trace Elements in Human Health and Disease- 380-87. Acad. Press NY, 1975.
Valentine J. *et. al.*: Environ.Res. 17, 347-55 (1978).
Smith R. *et. al.*: Rev. Med. Child Neurol. Suppl 47- 25, 1 (1983).
Bryce Smith D. *et. al.*: Ecologist 4, 367 (1974).

LOS ELEMENTOS NUTRIENTES

Se tomarán como ejemplos algunos elementos esenciales describiendo sus roles en los organismos.

El Zinc

Se lo ha clasificado como elemento esencial para todas las formas de vida, desde los microbios hasta el hombre y ello se debe a que tiene la mayor variedad de funciones bioquímicas que pueden hallarse en los restantes micronutrientes, como catalíticas, regulatoria, y estructural.

Esta gran variedad de funciones se origina en el gran número de metaloenzimas que contienen un átomo de zinc que es indispensable para su actividad.

El estudio del zinc sólo comenzó seriamente cuando se demostró en 1962 que la inmadurez sexual masculina en algunas regiones de Irán y Egipto se debía un déficit de zinc y era tratable con sus sales.

En 1970 se halló su influencia en el sentido del gusto, y en 1973 que la acrodermitis enterohepática de recién nacidos era debida a una forma hereditaria de mala absorción de zinc, curable con sus sales.

La bioquímica del zinc

Contrariamente a lo que sucede con otros micronutrientes como hierro, cobre o manganeso, el zinc no actúa en procesos redox en forma directa si bien es esencial para un buen número de deshidrogenasas.

¿Cuál es la causa de que cumpla tan gran número de funciones?

El zinc actúa primordialmente como un ácido de Lewis, siendo más ácido cuando usa el menor número de coordinación que varía entre 4 y 6, y es conceptuado como indispensable como *catalizador ácido* en cualquier espacio biológico.

Pero la mayoría de sus funciones son fundamentalmente intracelulares, lo que contrasta con la acción del cobre.

El zinc es un ácido "blando" o sea que forma más fácilmente complejos con donantes que contengan oxígeno, nitrógeno o azufre, que actúan como bases "blandas".

Esto hace que forme complejos con agua con la posibilidad de generar iones hidróxido (HO^-) actuando entonces también en los procesos enzimáticos catalizados por bases.

El intercambio de ligandos sobre el zinc es generalmente muy rápido, siendo ejemplo la gran velocidad de acción de la anhidrasa carbónica, que es una metalo-enzima con zinc, la que también es ejemplo de catálisis por bases ya que dona HO^- al CO_2 para el bicarbonato que luego con agua da ácido carbónico + HO^-.

Las reacciones químicas son:

$CO_2 + HO^-$ ------> HCO_3^-

$HCO_3^- + H_2O$ ----> $H_2CO_3 + HO^-$

O sea que la enzima cataliza la reacción $CO_2 + H_2O$ <---> H_2CO_3 aumentando la velocidad de la reacción por un factor de 10 millones.

Además el entorno geométrico de las enzimas con zinc se deforman fácilmente formando "bolsones" en la estructura de la enzima que actúan como puntos de reconocimiento de otras estructuras, como proteínas y polipéptidos reguladores que se unen al ADN.

Como el zinc se une a ligandos con azufre estabiliza la estructura terciaria de las proteínas al formar enlaces cruzados que son estables en medio reductor. Estos enlaces cruzados estabilizan las estructuras de membrana y se observa que la deficiencia de zinc labiliza las membranas celulares y aumenta su permeabilidad.

Este efecto se atribuye a un aumento en la peroxidación de los fosfolípidos de membrana, que ocurriría por déficit de acción de las superóxido dismutasas que son zinc dependientes.

El hecho de que no actúe en procesos redox le da gran ventaja sobre otros elementos como hierro, cobre o manganeso porque le permite ser catalizador de procesos muy susceptibles de ser dañados por radicales libres oxigenados que serían producidos por aquellos metales que sí actúan en los procesos redox.

Esta sería la causa de que sea el zinc el metal de las enzimas involucradas en el metabolismo de ADN y ARN, que comprende la replicación, transcripción y traslación del material genético.

El zinc se une también al grupo --SH de la cisteína y promueve la síntesis de las metalotioneínas (ricas en cisteína) que transportan y depositan el zinc y protegen los tejidos de la acción de metales tóxicos como cadmio y mercurio a los que se une reduciendo su toxicidad, y a su vez compite con los sitios activos.

El zinc interacciona también con la vitamina B6 (piridoxal), el manganeso y el cobre, tratamiento que ha resultado útil en un tipo común de esquizofrenia.

Su déficit disminuye la incorporación del selenio.

Las enzimas con zinc

Se conocen alrededor de 200 enzimas con zinc en distintas especies y más de 80 en el hombre, entre las que se incluyen las actuantes en los ciclos enzimáticos más importantes, como los productores de proteínas, lípidos, carbohidratos, algunas hormonas como insulina y testosterona,

neurotransmisores, la síntesis del hemo y de ácidos nucleicos y en la regulación de la replicación, transcripción y traducción del material genético.

Entre las enzimas importantes se encuentran la ya mencionada anhidrasa carbónica, las fosfatasas que junto con la parathormona actúan en la movilización del calcio óseo.

Otras son las peptidasas, como la carboxipeptidasa A que hidroliza proteínas por ataque en el grupo carboxilo de los aminoácidos.

Otras son las ADN y ARN polimerasas que son aproximadamente 20 enzimas relacionadas, las transcriptasas de ADN y las que estabilizan la doble hélice.

También las deshidrogenasas son zinc dependientes y actúan en gran número de procesos, Así las alcohol- y aldehído-deshidrogenasas que catalizan la oxidación de estas sustancias causantes de la neurotoxicidad del alcohol. Por otra parte hay una interacción con el alcohol ya que éste provoca un aumento en la excreción del metal.

Otras deshidrogenasas actúan con la vitamina A (retinol) o con ácidos grasos esenciales, razón por la cual el déficit de zinc puede producir trastornos de visión y del metabolismo lípido. También son de este grupo las superóxidodismutasas que eliminan radicales libres frenando la oxidación de los fosfolípidos.

Otras enzimas zinc- dependientes de gran importancia son las que producen la síntesis de la insulina y otras enzimas pancreáticas.

De igual importancia son las que sintetizan colesterol, las hormonas hipófiso-adrenales y las que producen el metabolismo de las hormonas esteroideas.

También son zinc-dependientes muchas fosfotransferasas como la piruvatoquinasa, y la timidinoquinasa y el grupo de las hidrolasas como las ribonucleótido-fosfohidrolasas, la angiotensina I convertasa etc.

Es un factor limitante en la síntesis proteica y en el organismo se halla siempre unido a proteínas, por lo cual los estados de malnutrición proteica pueden deberse a déficit de zinc.

Cuadro de enzimas con zinc

Óxidoreductasas: etanoldeshidrogenasa, superóxidodismutasa.
Transferasas: ADN y ARN polimerasas, desoxinucleotidiltransferasa
Hidrolasas: fosfatasa alcalina, leucinoaminopeptidasa, carboxipeptidasa

Liasas: anhidrasa carbónica, δ-ALAdeshidratasa
Hay también *isomerasas* y *ligasas*.

Algunas de ellas contienen también otros metales p. ej. la superóxidodismutasa que tiene cobre o manganeso, o los requieren como cofactores, un ejemplo es la fosfatasa alcalina que requiere magnesio.

Absorción y excreción

El zinc se absorbe en el intestino delgado, y es más rápida en presencia de aminoácidos y péptidos. En cambio la absorción se ve dificultada por la presencia de fitatos como en la leche de soja, o por la presencia de fibras y lignina de vegetales, como legumbres, cereales o tuberosas, que reducen su biodisponibilidad.

La excreción se produce por orina y heces.

La absorción intestinal disminuye con la edad, (ver el efecto en la timulina).

Los alimentos con mayor proporción de zinc son: hígado, mariscos, huevos, cacao, y algunos cereales.

Acciones biológicas del zinc

De todas estas acciones se deduce que el zinc es indispensable para el crecimiento en general y que su déficit disminuye la velocidad de la replicación celular y dificulta los procesos metabólicos involucrados en el crecimiento, maduración y reparación de los tejidos, y está ya demostrado que niños con crecimiento subnormal responden bien a los suplementos con zinc.

El cuerpo humano adulto tiene un total de 2 a 4 gramos de zinc, y el 20% se halla en la piel. Hay evidencias de que el crecimiento, la expresión de los genes y algunas funciones mentales dependen del "pool" de zinc intracelular que puede disminuir rápidamente si la ingesta del metal es baja; por ejemplo la depresión es uno de los síntomas conocidos de la deficiencia de zinc.

Su déficit produce subdesarrollo sexual y retardo mental en regiones donde tal deficiencia es endémica, hay hipogonadismo y enanismo.

Aun la deficiencia prenatal de zinc vía la malnutrición materna puede producir efectos reversibles en el desarrollo neuronal del neonato y por consiguiente en su conducta posterior.

Los efectos endocrinos son también importantes ya que se observa disminución en los niveles sanguíneos de insulina, somatotropina, tirotropina, T3 y T4, gonadotropinas, testosterona, progesterona, encefalina, endorfinas y prostaglandinas.

En cambio aumentan el cortisol, prolactina, corticosterona y las catecolaminas cerebrales. La hormona conocida como "factor de crecimiento nervioso" es también zinc dependiente.

Otra es la timulina ya que su forma activa es un complejo 1:1 con zinc, mientras que la forma inactiva, sin zinc, se une a los efectores impidiendo la acción de la forma activa.

Es además esencial en el sistema de la inmuno competencia y su efecto principal es sobre los linfocitos T. Se lo ha observado en enfermedades inmunes como la acrodermitis enterohepática, en la anemia falciforme y el sindrome de Down.

Según la intensidad y duración de la deficiencia, se observan:

- hipoplasia del timo, bazo y nódulos linfáticos
- cambios en las poblaciones linfocitarias con disminución de los T totales y auxiliares
- aumento de los linfocitos B y disminución de los destructores naturales.

Uno de los mecanismos moleculares que explican este hecho es que el zinc es esencial para la nucleósidofosforilasa, enzima purínica necesaria para el funcionamiento de los linfocitos T.

Existen también deficiencias adquiridas como en la uremia y la nutrición parenteral en las que baja la concentración de zinc en suero y cabellos, tratables con acetato de zinc.

Es fundamental para el crecimiento y función de mucosas y epidermis, y se observa que su déficit produce demoras en la cicatrización, la renovación de las células epiteliales y los sentidos del gusto y el olfato. Este efecto se observa en neonatos cuya madre sea zinc-deficiente, cuya leche resulta falta de zinc y el bebe sufre trastornos en la epidermis, que cura con suplementos de zinc.

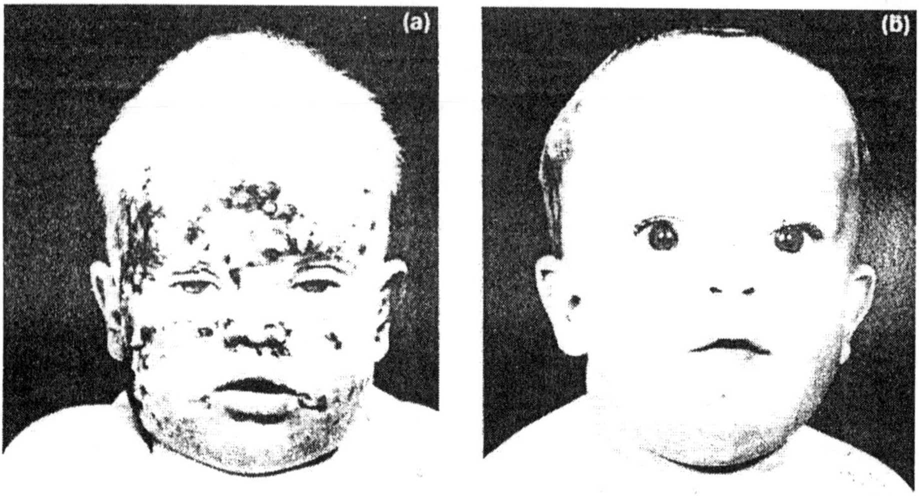

De: Bryce Smith

Las fotos muestran los efectos del déficit de zinc en bebés.

Son de un niño de 5 meses de edad, con efectos de la deficiencia de zinc, la que provino de ser la madre zinc deficiente. La leche materna era baja en zinc.

La segunda, muestra el niño luego de 3 meses con suplementos de zinc.

Inhibe asimismo la liberación de histamina por las células cebadas de pulmón y de los basófilos.

Actúa como estabilizador de las estructuras terciaria y cuaternaria de las proteínas p. ej. la insulina, las nucleoproteínas, mucopolisacáridos. Su descenso baja la síntesis de proteínas y del ADN.

Es importante en la llamada (erróneamente) "anorexia nerviosa". Esta enfermedad se prolonga en un círculo vicioso por el déficit inicial de la absorción de zinc, que provoca déficit tisular de zinc, seguida de un aumento en la excreción por orina, la hipogeusia y la hiopoosmia, porque las enzimas del gusto son zinc dependientes, lo cual incita la anorexia, seguida de depresión y mayor adelgazamiento.

La terapia zíncica ha logrado muchas veces revertir el cuadro. Aparentemente, hay en algunos casos, un sindrome de malabsorción intestinal de zinc por déficit de enzimas intestinales, para lo cual se ha desarrollado una prueba de sobrecarga y una prueba del sabor, que pueden ayudar en el diagnóstico.

Correlacionado con su actividad en las enzimas pancreáticas se ha observado que en la pancreatitis aguda hay una brusca disminución del zinc sérico que baja hasta 0,4 mg /l en el lapso de 6 horas.

Hay también efectos en la reproducción, el déficit de zinc en la mujer origina amenorrea por el déficit de las hormonas del ciclo menstrual y produce luego infertilidad.

El déficit en embarazadas puede producir efectos en el neonato en que se observa un descenso de la circunferencia craneal.

Se mide el zinc placentario y se correlaciona con la circunferencia:

Zinc entre 50 y 60 μg/g (normal): miden 34 a 38 cm.

El descenso a 5-6 μg/g lo baja a 31-32 cm.

También se observa su déficit en las depresiones post-parto y se han informado casos de rápida curación con sales de zinc.

Un fenómeno similar ocurre en la infertilidad masculina, en la estructura y función de los espermatozoides y en su número en el semen.

En el embarazo su déficit puede producir abortos o malformaciones congénitas, bajo peso al nacer y baja de la circunferencia craneal. Se ha observado una correlación negativa entre la concentración del zinc en la placenta y el peso al nacer.

En el neonato produce deficiencias en el crecimiento y retardo mental, y luego dificultades en el aprendizaje y disfunciones emocionales.

En algunos casos de déficit de somatotrofina hay déficit de zinc y la terapia mejora si se suplementa con zinc la dosis debida de STH.

Tiene también efectos neuroquímicos, ya que es esencial en la maduración y funcionamiento del SNC, es un componente estructural del "factor de crecimiento nervioso" y actúa como regulador del transporte axonal.

Se lo relaciona además con las depresiones endógenas.

En Dermatología su déficit produce paraqueratosis, piel exantemosa, raleo capilar y hasta alopecia. Influye en la cicatrización y suele ser deficitario en el acné y otras afecciones dérmicas.

A nivel del aparato digestivo se observa un descenso de las proteínas de la mucosa intestinal y en la actividad de las disacaridasas.

Se ha demostrado que su absorción baja en la senectud y que produce un descenso de la timulina reversible por ingestión de sales de zinc, que mejora el estado inmunológico.

Se ha observado descenso del zinc sérico en la artritis, en coronariopatías e infartos.

Ver más arriba ejemplos de la nutrición. La ingesta diaria recomendada se estima en 15 mg diarios para los adultos y de 20 a 25 mg en embarazo y lactancia.

En orden decreciente los alimentos con zinc son: carnes, pescados, frutas y vegetales.

La absorción intestinal es variable y junto con la excreción es regulada por control homeostático.

El porcentaje de absorción respecto del contenido es variable:

41 % de la leche materna

28 % de la leche de vaca

14 % en preparados de soja.

Si hay un exceso de ingestión se autorregula la absorción y la disponibilidad vía la síntesis de metalotioneínas y el aumento de la excreción renal.

Los alimentos demasiado procesados disminuyen la concentración de zinc y los suelos fertilizados con fosfatos o deprivados de materia orgánica disminuyen la absorción del metal por las cosechas, lo que se traduce en una disminución de su valor nutricional.

Las aguas de alta dureza (alto calcio y magnesio) disminuyen la absorción de zinc.

Su *toxicidad* es baja debido a que los mecanismos de excreción son buenos y toleran hasta veinte veces la ingesta diaria normal; dosis mayores pueden producir náuseas, vómitos y diarrea, e interferir con los niveles de cobre, hierro y fósforo y llegar a la muerte en dosis muy altas.

La ingestión por vía aérea, en general en forma de polvo de ZnO produce una fiebre pulmonar, similar a la “fiebre de los humos”.

El diagnóstico del status corporal

La concentración de zinc en suero no es un buen índice del status corporal, lo cual no significa que no pueda resultar de gran ayuda cuando el valor hallado es bajo.

Valores de referencia en adultos: 0,7-1,5 mg/l o sea 10,7-23 µmol/l.

La concentración en orina da idea de la excreción y es importante cuando se hallan valores bajos. I.R: 0,15-1,25 mg/d o sea 2,3-19 µmol/d.

El plasma seminal tiene la mayor concentración de los fluídos biológicos que pueden variar entre 0,15-1,0 g/l o 2,2- 15,5 mmol/l.

La concentración en cabello es un buen índice del status corporal por ser paralelo al contenido en órganos y es útil para el monitoreo biológico.

Intervalos de referencia: 150-240 µg/g o sea 2,3-3,7 µmol/g con un promedio de 195 µg/g aunque deben tenerse en cuenta la edad y el estado para hacer comparaciones; en regiones con agua duras, el zinc en cabello puede bajar hasta 80 µg/g.

En niños se halla entre 80 y 180 µg/g y otros autores dan 115- 170 µg/g.

Estas determinaciones se hacen por Absorción Atómica.

Para déficit severo como en anorexia nervosa, se ha desarrollado una “prueba del sabor” con soluciones de sales de zinc. La prueba depende de la sensibilidad del umbral de gusto para una solución de sal de zinc si en 10 segundos no se siente un sabor especial entre ácido y astringente es muy probable un déficit importante de zinc.

Si el déficit es menor no hay respuesta inmediata pero en 10 segundos se nota un ligero gusto “seco” o “mineral”. En los casos algo más cercanos a la normalidad se nota un gusto definido pero no desagradable que se va intensificando.

En los casos normales se siente un gusto desagradable de inmediato. Como regla, a menor gusto mayor probabilidad de que la suplementación con zinc produzca resultados favorables.

En los casos en que se sospeche un sindrome de malabsorción específico puede recurrirse a la prueba de sobrecarga con soluciones de zinc.

Síntomas que justifican una vigilancia son:

Infecciones repetidas, anorexia, psoriasis seria, úlceras varicosas, tumores, TBC, uremia, retardo del crecimiento, embarazo, anemias, depresión, esterilidad.

Referencias

Williams R. J. P.: Chem. Brit. 19, 1009 (1983).
Endeavour, 8, 85 (1984).
En: Zinc in Human Biology- C.F.Mills- Londres 1989.
Berg J. N.: Nature, 319, 264 (1986).
Nagai K.: ibidem 332, 284 (1988).
Spiro T. G.: Zinc Enzymes, 352, Wiley 1983.
Goldez A. er al: Metal Ions and biological systems en: Jñsiegel- Wiley 1983.
Ribas B. *et. al.*: Ref. Esp. Fisiol. 38,321-26 (1986).
Pfeiffer C. C.: Metal and elemental nutrients. Keats. 1975.
Hambidge K. M. *et. al.*: en Zinc in Human Medicine: 81, Isleworth 1984.
Idem: Trace elements and Animal Nutrition vol 2 W. Mertz(ed)- Academic Press 1986.
Prasad A-S.: History of Zinc in human nutrition, en Clinical applications of recent advances in Zinc metabolism. Liss 1982.
Idem: Clin. Endocrinol. Metab.: 14, 567-89 (1985).
Dardenne M. *et. al.*: Proc Natl. Acad. Sci. USA 79, 5370-73 (1982).
Fabris N. *et. al.*: Lancet, 1984-I- 983, 86.
Travaglini P. *et. al.*: J. Clin. Endocrinol. Metab. 68, 186-90 (1988).
Allen J. I. *et. al.*: Ann. Intern. Med. 95, 154-57 (1985).
Bryce Smith D. *et. al.*: Lancet-1984-II, 350 y 1162.
Emeric Sauval y Bertello L: Rev.Asoc. Med. Arg.

Aggett P. J. *et. al.*: Arch.Dis.Child. 54, 909, (1979) 726 (1989).
,Bryce Smith D *et. al.*: The Zinc Solution. Century Arrow. 1986.
Keen C.L. *et. al.*: en Zinc in Human Biology de C. F. Mills-Springer Verlag. 1989.
Sarram M. *et. al.*: Am. J. Clin. Nutr. 22, 726 (1989).
Wallwork J.C.: Prog. Food Nutr.Sci. 11, 203 (1987).
Pfeiffer CX.c. *et. al.*: Biol. Psychiatry 17, 513 (1982).
US Academy of Sciences; Food and Nutrition Board, 1980.
Bye A.M. *et. al.*: Ped. Dermatol 2, 308 (1985).
Bryce Smith D.: Lancet 1982, II, 1338-39.
Sky-Peck *et. al.*: en Human Hair and Trace metals 1983.
V. Noume J.P. *et. al.*: Biol. Trace Element. Res. 11, 43-50 (1986).
Miyata s- *et. al.*: en Toxicology of Metals, Brown and Kodama,ed, 41-2 1987- Horwood
Prasad S. *et. al.*: J. Clin.Invest. 82, 1202 ss (1988).
Dardenne M. *et. al.*: Essential and Toxic Trace Elements in Human Health and Disease 329-36 Liss (1988).
Fabris N *et. al.*: en Biomedical Advances in Aging, 271-81 – Goldstein A.L –Olenum 1980.
Ahmed B *et. al.*: J. Lab. Clin. Med. 100, 211-17 (1982).
Gibson R. *et. al.*: Am- J- Clin. Nutrit. 37, 37-42 (1983).
Zarling J. *et. al.*: J. Lab.clin.Med. 106, 708-11 (1985).
Mahajan S. *et. al.*: Am. J. Clin. Nutrit. 36, 1177-83 (1982).
Matsubara J. *et. al.*: Trace Anal. Tech. Rev. 1981 p. 164-73.
Song M. K.: Biol. Trace Elem. Res., 11, 75-88 (1986).

El Cobre

El cobre forma parte del grupo 11 de la Tabla Periódica, junto a la plata y el oro.

Es un elemento esencial formando parte de enzimas oxidativas y en la síntesis del hemo y de la TSH.

Ingresa con los alimentos y se absorbe en el tubo digestivo. La excreción se efectúa por heces y bilis y muy poco por riñón. Los alimentos que proveen cobre son: hígado, mariscos, nueces, cacao, algunos cereales.

Una vez absorbido se transporta en sangre con la ceruloplasmina, que es una α-2 glucoproteína, y también en parte por la albúmina, la eritrocupreína y algunos aminoácidos. Se acumula en el hígado y en el cerebro va al núcleo caudado y la sustancia gris.

El requerimiento diario es de 2-3 mg, y algo más en las embarazadas, ya que en ellas se observa un aumento del cobre plasmático por movilización de los depósitos.

Es activo en muchas enzimas, tales como:

- citocromo oxidasa, que dirige la reoxidación por el oxígeno durante la cadena de transporte electrónico al oxígeno por medio del pasaje de Cu + a Cu^{2+} generando la energía celular en las mitocondrias
- catalasa y monoaminooxidasa que forma elastina y colágeno
- dopamina hidrolasa, la lecitinasa y la tirosinasa que forma la melanina, que protege la piel de las radiaciones UV y las que efectúan la absorción del hierro, la síntesis de la hemoglobina y la STH, ya que el transporte de hierro para la síntesis se activa por la ceruloplasmina.

Participa en el sentido del gusto regulando los poros de las papilas gustativas por medio de enzimas con cobre, y también interactúa con el zinc en el metabolismo de la T4.

Actúa en la síntesis de catecolaminas, serotonina y neurotransmisores de la serie del triptofano, y en la absorción del hierro.

También actúa como activador enzimático en la citocromooxidasa, la catalasa, las MAO, las lecitinasa y la dopaminahidrolasa.

Su déficit puede bajar la serotonina que a su vez puede producir depresión.

La medicación con hormonas como la progesterona o el ACTH suben el cobre sanguíneo.

Su déficit afecta el SNC produciendo en la infancia el sindrome de Mencke. Se debe a que disminuye la absorción intestinal por una falla genética, lo que lleva a un deterioro mental. Su concentración puede ser disminuida por un exceso de molibdeno.

Su exceso se observa en la Enfermedad de Wilson, que ocurre por falta de ceruloplasmina lo que hace que el cobre difunda a los tejidos, incluyendo hígado y cerebro.

Este exceso tisular de cobre llega a reemplazar al zinc, magnesio y manganeso de varias enzimas produciendo excitación, depresión e hipertensión. Debe llamar la atención que tanto el déficit como el exceso de cobre pueden producir depresión. Sin embargo el cobre en el cabello no varía.

En el tratamiento de la enfermedad de Wilson se busca eliminar el exceso circulante de cobre por quelación con penicilamina.

El exceso de cobre puede reemplazar a magnesio, manganeso y zinc, en algunos sistemas enzimáticos, produciendo excitación, depresión o hipertensión.

Forma parte junto con el zinc de la superóxido dismutasa, enzima que actúa como antioxidante destruyendo el ion superóxido, O_2^-.

En el sindrome de Down se observa un aumento de zinc y cobre en, los hematíes, que tiene relación con la superóxido dismutasa.

Se lo halla disminuido en las anemias, en el retardo del crecimiento, la hipoproteinemia, en la insuficiencia cardíaca en la que se encuentra un aumento en la relación Zn/Cu, aterosclerosis, cirrosis hepática, dermatosis, osteoporosis, baja fertilidad.

Puede hallarse disminuido en casos de hipertensión, hipercolesterolemia con aumento del LDL y descenso del HDL, hiperuricemia, y baja tolerancia a glucosa. Se observa un aumento de la hemoglobina glicada.

Se suele observar cambios en el segmento ST del electrocardiograma, y se considera que es una de las causas de la isquemia cardíaca junto con el exceso de colesterol.

Estadísticamente se ha observado que la baja concentración de cobre puede producir isquemia cardíaca lo cual facilita los infartos (junto con el exceso de colesterol).

Disminuye la actividad de la aminooxidasa por déficit de piridoxina.

El déficit de cobre, puede producir depresión por disminuir la síntesis de la serotonina.

Si se halla elevado en el cabello suele estar disminuido en el suero, y recíprocamente.

Está elevado en cabellos en trastornos de conducta, depresión errática, anemia aplástica, nefritis y esquizofrenia.

El descenso de la concentración en cabellos se debe a déficit tisular por déficit de las metaloenzimas con cobre. Se lo puede observar en trastornos conductuales, depresión errática, anemia aplástica, nefritis, retardo del crecimiento, insuficiencia cardíaca, aterosclerosis, cirrosis, hepatitis, dermatosis, osteoporosis, baja de la fertilidad, e hipotiroidismo.

Debe tenerse en cuenta que el cobre plasmático sube por acción de la progesterona y que los anticonvulsivos lo bajan en cabello, y que varía en el embarazo.

La determinación de cobre puede hacerse también por Absorción Atómica sobre suero, orina y cabellos.

Los valores de referencia son:

Suero: 0,6-1,8 mg/l

Orina: 7-35 µg/día

Cabello: 10-40 µg/g

En eritrocitos: 25-38 nmol/g de Hb.

El Selenio

Pertenece al grupo16 de la Tabla Periódica, con muchas propiedades similares al azufre y valencias 2-, 4+ y 6+. Así da el H_2Se gaseoso muy tóxico, el SeO_2 que en solución da ácido selenioso (trioxoselénico).

Los trioxoseleniatos (selenitos) se oxidan lentamente al aire en medio alcalino dando seleniatos (tetraoxoseleniatos) muy estables en medio alcalino y es la forma más común en suelos seleníferos.

La producción por calcinación, refinación y combustiones lo inyectan al ambiente.

Se usa en celdas fotoeléctricas, rectificadores, fotómetros, en vidrios, champúes y pinturas.

Como se ha dicho más arriba el selenio es un elemento que participa de las cualidades de un elemento esencial, es beneficioso y también tóxico, dependiendo de las dosis recibidas. El ámbito vital es pequeño, de 0,1 a 10 μg/d.

Se demuestra su esencialidad porque su ausencia unida al descenso de aminoácidos azufrados y vitamina E, produce necrosis hepática.

Se requieren sólo 0,01 a 0,05 mg como selenito de sodio, y 0,007 mg de proteína específica, para que no se produzca. Se ha observado en animales de zonas con suelos de bajo selenio. En el hombre no se nota si hay suficiente vitamina E.

Es beneficioso, porque su ingestión disminuye los efectos tóxicos de los metales pesados, como plomo, cadmio, mercurio, probablemente vía las metalotioneínas si bien se desconoce el mecanismo de esta acción.

Sin embargo debe tomarse en cuenta que estos metales forman compuestos con selenio que disminuyen la cantidad efectiva de selenio asimilable y producir un estado sub-óptimo de este elemento disminuyendo sus propiedades protectoras.

La ingestión y excreción

Cuando el selenio ingresa en el organismo con los alimentos, va en primer lugar a hígado y riñón. El ingreso se efectúa como anión o como complejo orgánico.

La excreción se efectúa por heces y orina en forma de complejos orgánicos como ion selenonio, p. ej. $Se(CH_3)_2$ en el aire espirado o como selenometionina, y el ion trimetilselenonio que se excretan lentamente por orina.

En los excesos se nota olor aliáceo por la formación de dimetilselenio, $Se(CH_3)_2$.

La ingesta es alta en los derivados de suelos seleníferos.

Los alimentos que incorporan selenio son el trigo integral, el pescado y el ajo.

Metabolismo

El selenio se une a proteínas y forma enzimas como la formato deshidrogenasa, glicina reductasa, que es una proteína de peso molecular 12 000, en la que se halla como Se-cisteína.

En los hematíes forma parte de la enzima glutatión peroxidasa, de peso molecular 84 000 que es un tetrámero con cuatro grupos de Se-cisteína. Se observa una correlación entre las concentraciones de selenio [Se], y de la [glutatiónperoxidasa].

La glutatión peroxidasa protege al organismo de los oxidantes actuando en los eritrocitos donde cataliza la reducción del H_2O_2 a agua a través del glutatión:

2Gl-SH + H_2O_2 ------> 2 H_2O + Gl S-S Gl.

Provoca la destrucción de peróxidos y superóxidos, protegiendo las células de la oxidación.

Se deposita en músculos como proteína de Peso molecular 10 000 con un átomo de selenio y un grupo hemo.

La actividad de la enzima se desarrolla alrededor del átomo de selenio:

+ R.OOH +ROOH O
Enz-SeH ---------> Enz-Se-OH + ROH --------> Enz Se-OH
Enz Se-OH + Gl.SH-----> H_2O + Enz –Se-O- Se-Gl y el ciclo revierte
Ö
pasando a Enz-SeH

La reacción no es inhibida por el ion cianuro en su estado reducido.

Actúa sobre la prostaglandina de la serie G convirtiéndola en la serie E y F por eliminación de los grupos peróxido.

Resulta así que el selenio actúa como preventivo del daño oxidante, como la vitamina E y otros antioxidantes.

En el déficit de vitamina E los peróxidos producen hemólisis in vitro que se evita con selenio en presencia de glucosa.

Es necesario para el crecimiento de los fibroblastos y previene la enfermedad de Keshan caracterizada por necrosis miocárdica multifocal y descenso del selenio en suero. Síntomas similares se observa en pacientes con nutrición parenteral.

En los déficit se observa ascenso del colesterol, infecciones repetidas, distrofia muscular por retención de calcio, cataratas, retardo en el crecimiento, y facilidad en el crecimiento de tumores, aunque la evidencia es contradictoria.

Hay necrosis hepática si existe déficit de vitamina C y aumenta la toxicidad del cadmio y el mercurio.

Hay mialgias, debilidad, degeneración ósea, déficit inmunitario y reproductivo.

El efecto es serio si la concentración es menor de 0,1 µg.

Se ha observado deficiencia en suelos de algunas regiones de China (que producen, con algún factor adicional la enfermedad de Keshan, y la de Kashin-Beck), y Nueva Zelandia, con bajos niveles de selenio en suero.

También en regiones de Australia, Europa, y Siberia.

En los niños aparecen miopatías y cardiomiopatías, insuficiencia cardíaca, cardiomegalia, arritmias. Los efectos también se han observado en el ganado de zonas hiposeleníferas y que remiten con el agregado de selenio a la dieta.

En neonatos de bajo peso al nacimiento o que debieron ser sometidos a nutrición parenteral sin suplementos, se observa una importante disminución del selenio en suero, hasta llegar en algunos casos a estar por debajo del límite de detección.

La alimentación parenteral prolongada provoca descenso del selenio en suero y debe recurrirse a suplementos, para evitar cardiomiopatías como las descritas, mialgias y la posibilidad de septicemias, por bacterias o Cándida.

En niños se observa macrocitosis, adelgazamiento capilar, debilidad muscular.

La dosis de suplemento debe ser mayor de 100 µg/día, y de preferencia entre 300 y 400 µg por la posibilidad de mala asimilación.

En enfermos de SIDA se ha observado déficit de selenio en plasma y sangre total, con aparición de miocardiopatía no obstructiva y miocarditis.

Otras enfermedades en que puede hallarse déficit son la fibrosis quística, enfermedad de Crohn, enfermedad celíaca, cirrosis, artritis reumatoide, algunas dermatitis, cataratas, sindrome de Down, varios tipos de cáncer.

No se ha probado una correlación del déficit de selenio con la aterosclerosis.

Toxicidad

Se observa en regiones de suelos seleníferos como en algunos estados de USA, Canadá, Venezuela, Colombia, y muy especialmente en China.

El exceso de selenio puede resultar en toxicidad crónica o aguda.

Aparecen erupciones, artritis, olor aliáceo y sabor metálico, laxitud, irritabilidad, decoloración dentaria, atrofia ungueal, alopecia, diabetes, daño renal o hepático.

Se observan efectos teratogénicos, con malformaciones, en aves.

En el ganado produce diarrea, anorexia, fiebre, cambios posturales, edema, y falla respiratoria.

En los casos de selenosis crónica hay ataxia y debilidad, anorexia, lagrimeo e inflamación palpebral, coloración amarillenta o rojiza en la piel con ulceraciones, artritis, algunos síntomas neurológicos como acroparestesias, hiperreflexia y al final muerte por falla respiratoria y parálisis Se la ha llamado "enfermedad alcalina".

El H_2Se gaseoso es muy tóxico en el aire desde 0,2 mg /m^3 y cosa similar ocurre con el SeO_2. En esta toxicidad por inhalación se producen hemorragias en faringe, esófago y estómago, edema pulmonar, inflamación de hígado y riñón y olor aliáceo.

El uso de champúes con selenio sólo causa problemas cuando hay daños en la piel con síntomas similares a la ingestión.

Se demostró en mineros de mercurio que sus órganos tenían compuestos con selenio en cantidades elevadas, y fenómeno similar se observó con plomo y cadmio.

Por encima de 10 µg/l es carcinogénico.

En la esclerosis amiotrófica se observan su descenso y aumento del manganeso.

También baja en el sindrome de Down.

En los animales los efectos dependen de la forma de la ingesta,

- los extractos vegetales solubles en agua afectan más el SNC,
- si viene unido a proteínas insolubles, provocan retardo en el crecimiento, deformaciones, adelgazamiento, artritis.

El selenio puede determinarse en suero, orina y cabellos por Absorción Atómica. Si la cantidad se sospecha elevada puede usarse el método del hidruro gaseoso, pero si es normal conviene el método electrotérmico con hornillos de grafito, que es más sensible.

Los valores de referencia son variables, con la ubicación geográfica, valores bajos en Finlandia y N. Zelandia, altos en zonas de USA y Canadá e intermedios en el resto.

En Argentina (y en general en regiones de suelos normales en selenio) se pueden tomar los siguientes valores:

- en suero: 80 a 150 μg/l (1-2,5 μmol/l) aunque valores mayores de 100 μg se puede considerar sospechosos.
- en cabellos: 1-2 μg/g (12-24 pmol/g).

Hay diferencias en la infancia comparada con adultos, de un mínimo en infantes hasta llegar al valor de adultos a los 15 años.

Referencias

Yoshizawa K. *et. al.*: J. Natl. Cancer Inst. 90, 1219-24 (1998).

Lauwerys R. R.: Guidelines for biological monitoring. Biomedical Publications. Davis-California.

Schrauzer G. N., en Toxicology of metals de Brown y Kodama (eds.) 1987.

Kosta L. *et. al.*: Nature, 254, 238-39 (1975).

Pery H. M. *et. al.*: Trace Subst. Environ. Health, VIII, 51-7, 1974.

Chiba, M. *et. al.*: Biol. Trace Elem. Res. 8 263 (1985).

Idem: en Toxicology of Elements, Brown y Kodama (eds)1987, pp.113-14.

Schrauzer G.N. *et. al.*: Biol. Trace Elem. Res. 3 185 (1981).
Sriram K. *et. al.*: Acta Pharmacol Toxicol. 59, 361 (1986).
Birt D. F. *et. al.*: Nutr. Cancer 11, 21 (1988).
Gerhardsson L. *et. al.*: Br. J. Ind. Med.42, 617 (1985).
OMS- Environmental Health Criteria.-Selenium. 1987.
Lockit ch G. *et. al.*: The J. of Pediatrics 114 865-70 (1989).
Idem: Am. J. Clin. Nutr. 52 572-77 (1990).
Yang GQ, en Trace Elements in Nutrition of Children de Chandra RK. Raven Press N.Y. 1985- pp 273-90.
Levander OA. Ann. N.Y. Acad Sci. 393, 70 (1982).
Diplock AT. Am. J. Clin. Nugtr. 45, 1313 (1987).
Robinson M. F.: ibídem, 48, 521 (1988).
Brown M. R. *et. al.*: bidem 43, 549 (1986).
Schelmann B. *et. al.*: Arch. Toxicol. 59, 61 (1986).
Koppel C. *et. al.*: Clin. Toxicol. 24, 21 (1986).
Alderman L. C. & Bergin J. J.: Arch. Environ. Health 41, 354 (1986).
Yang G. *et. al.*: World Rev. Nutr. Diet. 55, 98 (1988).
Dworkin B. M. *et. al.*: JPEN, 10, 405 (1986).
Idem: ibídem 11, 387 (1987).
Zazzo, J. F. *et. al.*: ibidem, 12, 537 (1988).
Fleming C. R. *et. al.*: ibidem, 8, 258 (1984).
Lane H. W.: ibídem, 11, 177 (1987).
Stead R. J. *et. al.*: Lancet, 1985-2, p. 862.
Loeschke K. *et. al.*: Ann. Intern. Med. 106, 908 (1987).
Hinks L. J. *et. al.*: J. Clin.Path. 41, 198 (1988).
Bjorneboe A. A. *et. al.*: Alcohol and alcoholism, 1, 533 (1987).
Borglund M. *et. al.*: Scand. J. Clin. Lab. Invest. 48, 27 (1988).
Gromadzinsk J. *et. al.*: J. Clin. Chem. Clin. Biochem 26, 255 (1988).
Pothier L. *et. al.*: Cancer, 60, 2251 (1987).
UJasiewicz K. *et. al.*: ibídem, 62,26 (1988).
Verlinden M. *et. al.*: Biol. Trace Elem. Res., 5,103 (1983).
Hatano S. *et. al.*: J.Pediat. Gastroenterol. 3, 426 (1984).
Díaz Ruiz M. Galenus, 1, 11 (2000).

ELEMENTOS TÓXICOS

Se ofrecerá aquí una relación sobre los metales tóxicos más importantes y sus efectos en el organismo.

El Plomo

Es uno de los elementos tóxicos conocidos desde muy antiguo, junto con el arsénico y el mercurio. Es el elemento más pesado del Grupo 14 de la Tabla Periódica que comienza en el carbono y su valencia principal es 2^{+}.

No juega ningún rol como nutriente en el organismo, sino que por el contrario se ha demostrado que es un tóxico enzimático.

Esta propiedad es general en los metales pesados y se atribuye a que pueden unirse a los grupos tiol (-SH) de las proteínas inactivándolas.

En el caso del plomo es conocida en el saturnismo, por inactivar la aminolevulinato deshidratasa eritrocitaria que en la cadena de la síntesis del hemo actúa en el paso de aminolevulinato a porfobilinógeno, lo que provoca el aumento en la excreción por orina de δ-aminolevulínato, que es un neurotóxico.

También antagoniza el ion Ca^{2+}, lo que interfiere con el proceso de la ATP, e inhibe el crecimiento de las dendritas, y afecta la biosíntesis de la mielina.

Inhibe el ingreso del calcio a la terminal pre-sináptica generando exceso de algunos neurotransmisores, como aceetilcolina, dopamina, noradrenalina y GABA.

Inhibe directamente el metabolismo de este último que normalmente disminuye la excitación lo que explica la acción del plomo sobre el estrés.

Otra acción es la inhibición sobre el uso del cobre en procesos biológicos.

La toxicidad aguda

La ingestión de plomo en dosis tóxicas, en el sentido clásico, lleva al sindrome denominado saturnismo agudo que en los adultos se presenta con cefaleas severas, vértigo, parálisis motora, temblores, dolores articulares, neuritis del nervio óptico.

En los niños se observa retardo mental, ceguera, parálisis cerebral, dificultades de aprendizaje. En las primeras etapas se encuentran vómitos frecuentes, estupor, endormecimiento, hiperexcitabilidad, anorexia y otros desórdenes mentales,

Estos efectos se correlacionan con concentraciones de plomo en sangre mayores de 600 μg/l aunque ha sido común en otras épocas tomar como "normales" valores hasta 800 μg/l. Este límite se tomaba también como límite a partir del cual comenzarían los efectos sobre el SNC.

En el caso de los niños se tomaba como resultante de"absorción indebida" de plomo todo valor por encima de 400 μg/l teniendo en cuenta los efectos sobre el sistema hemático.

Pero hace ya tiempo se ha informado que dosis menores provocan fallas mentales en los adultos. Otros estudios sobre morbilidad en los trabajadores con exposición al metal, indicaron efectos adversos sobre el sistema nervioso con valores hasta entonces considerados oficialmente como"aceptables".

Incluso antes, se informaron datos similares sobre disfunción neurológica en trabajadores y un informe posterior demostró que aparecían disfunciones neuro-conductuales con datos sustancialmente inferiores a los tenidos por "aceptables".

Toxicidad crónica

En la exposición crónica de adultos se ha observado anorexia, malestares, cefaleas, constipación o diarrea, sabor metálico, fatiga, descenso del tono muscular, insomnio, pesadillas, ansiedad, irritabilidad, dolores abdominales, inquietud generalizada.

En los niños se observa hiperactividad, desbordes temperamentales, llanto sin razones, ausencias, temores, desafección, desatención, rechazo del juego, dificultades de aprendizaje y otros problemas emocionales o conductuales. En muchos casos el primer síntoma es un dolor estomacal agudo e inexplicable.

Cuando las madres tienen elevadas concentraciones de plomo o más estrictamente cuando su carga corporal es elevada, se observa un aumento en la frecuencia de nacidos muertos.

El análisis de huesos (costillas y vértebras) en casos como estos muestran un aumento de su contenido de plomo entre 5 y 10 veces sobre lo normal; se hallaron valores de 1 a 24 μg/g contra normales de 0,2-0,6 μg/g.

Esto no significa que el plomo sea el único causante de la frecuencia de abortos por metales pesados, ya que debe considerarse la participación del cadmio o los cromatos.

En tales casos, a veces en forma concomitante con el plomo, y también la posibilidad de deficiencias de metales nutrientes como la observada en el caso del zinc.

Esta sucinta enumeración de efectos nos muestra la importancia de la determinación de plomo en varias especialidades médicas ya que ante casos de dudosa etiología es conveniente pensar en la posibilidad de contaminaciones muchas veces involuntarias con metales pesados o en la acción del déficit de algún nutriente esencial.

Los efectos "subclínicos"

Los efectos hasta ahora tenidos en cuenta como "clínicos" son bastante conocidos en la práctica médica general y especialmente por médicos laborales.

Pero es conveniente alertar sobre otros efectos a veces no tan sutiles como aparenta y que curiosamente, a pesar de su importancia han sido durante un tiempo denominados "subclínicos", lo que sería un oxímoron.

Estos efectos muestran que la acción toxicológica del plomo ha sido subestimada y que los umbrales de concentración del metal tenidos como aceptables son erróneos, y que el concepto mismo de la existencia de un umbral para tales efectos es una falacia.

Diversos autores han incluido entre tales efectos subclínicos, problemas importantes, especialmente en niños, como hiperquinesia, hipocognición y defectos de aprendizaje, disfunción en la percepción motora y discreto retardo mental (o en el límite).

Esa falacia y ese concepto erróneo llevaron a considerar que concentraciones menores de plomo de 600 μg/l al no provocar efectos "clínicos" equivalía a ausencia de enfermedad.

Este error ha llevado a que hasta no hace mucho tiempo se dejara de lado la intoxicación "subclínica" por metales pesados en la interpretación de múltiples síndromes neurológicos conductuales y psicológicos.

Estos efectos son especialmente importantes en los niños debido a que el plomo es un neurotóxico que actúa sobre el SNC y puede producir desórdenes en la actividad mental antes de la aparición de los signos clásicos de intoxicación clínica. Esto no significa que tales efectos no se producen en adultos, también aparecen en ellos pero a un nivel algo mayor de la carga corporal de plomo.

Por otra parte el plomo no es el único factor determinante de tales efectos, colaboran otros tóxicos ambientales y algunas deficiencias como el hecho conocido de que el déficit de calcio o de un oligoelemento dependiente de la dieta pueden exacerbar la intoxicación plúmbica y lo mismo ocurre con el estrés.

Conviene aclarar algunos conceptos generales referidos a las mediciones de metales en el organismo. La medición en sangre produce información sobre la masa circulante que en general depende de la ingestión reciente, la medición en orina informa sobre la de excreción; ninguna de ellas informa sobre la denominada carga corporal.

A este fin debe medirse material tisular ya sea por medio de biopsia, especialmente hepática o el análisis de tejidos de excreción como cabellos o uñas, con la ventaja de éstos de su facilidad de recolección y repetición, que las hacen ideales para el seguimiento temporal. En efecto, se ha demostrado que algunos metales entre ellos el plomo se encuentra en los cabellos en masa proporcional a dicha carga corporal.

También se ha usado a tal fin, la determinación de plomo en la dentina de dientes temporales, y se ha hallado una correlación estadísticamente significativa entre varios parámetros intelectuales y la concentración de plomo en la dentina.

Las fallas observadas fueron: facilidad de distracción, no persistencia en el esfuerzo, desorganización, hiperactividad, frustración, ensoñaciones, dificultad en seguir una secuencia de instrucciones, bajo rendimiento escolar general y descenso del Coeficiente Intelectual.

A nadie escapará la importancia social de estos hallazgos y la importancia de una medición sistemática.

Es indudable que el plomo es neurotóxico, que produce efectos en la mente aún a dosis bajas y que no hay un umbral establecido para estos efectos.

Es curioso observar que muchos de estos datos ya habían sido descritos años atrás sin que provocaran la reacción que fuera de esperar. En ese estudio se observaba que el 45% de los niños con retardo mental, fallas psicológicas, defectos del habla, y el 54% de los que tenían vómitos, irritabilidad, anemia sin causa aparente, tenían niveles de plomo en sangre desde 300 μg/l.

Estos datos llevaron a proponer en forma provisoria un límite para el plomo en sangre de 300 μg/l. Sin embargo algunos datos de la bibliografía que han sido re-evaluados, muestran signos de toxicidad con valores de plomo de 200 μg/l y aun menores, y otros hallazgos experimentales que muestran en los encefalogramas que la corteza parietal responde más lentamente y un descenso en el C.I. llevaron a proponer una baja de ese límite en los adultos a 200 μg/l.

Pero debe aclararse que no todo paciente con datos mayores de ese valor sufre necesariamente la enfermedad o tenga trastornos psicológicos, ya que hay evidencias de que existe una cierta variabilidad en la sensibilidad al plomo.

Hay personas que tienen cierta tolerancia al metal, mayor de la común, pero también es cierto que hay otras especialmente niños con mayor sensibilidad.

Por otra parte la evidencia epidemiológica y experimental resultó apoyada por la mejoría subsiguiente a la terapia quelante para disminuir la carga corporal de plomo.

Si vamos a las causas fisiológicas de tales problemas, se atribuyen al menos en parte a un desbalance en las relaciones con otros elementos, especialmente el calcio, al que antagoniza interfiriendo en el proceso de la ATPasa.

Otros elementos interferidos son el zinc, agravando su posible déficit, el cobre y el hierro. Hay interferencia con la hemosintetasa, desde los 150 µg/l; con la monoaminooxidasa (MAO)

Además produce alteraciones en el metabolismo de las catecolaminas en ratones, y en los niños aún poco afectados se observa aumento en la excreción de homovanillato.

En el cerebro se acumula en la materia gris y en el hipocampo.

Otra enzima cerebral muy afectada es la adenilciclasa que resulta fuertemente inhibida por el plomo, y lo mismo ocurre en el metabolismo del GABA y el ingreso del calcio a la terminal presináptica, lo que genera excesos de algunos neurotransmisores y también afecta la síntesis de fosfolípidos de la mielina.

En resumen los efectos del plomo aún en dosis relativamente pequeñas en la salud son numerosos:

Fallas cerebrales, anemia, problemas en el sistema nervioso, hipertensión, problemas reproductivos, disminución de los reflejos.

La acción genotóxica y teratogénica

El plomo y otros compuestos producen daños en las células germinales especialmente las espermáticas, induciendo efectos genéticos más o menos serios, por lo que se los considera genotóxicos, acciones que se traducen luego en el embrión y el feto en fallas diversas, la teratogenia.

Hay por ejemplo evidencias de la influencia del plomo y el cadmio en la proporción de nacidos muertos y en nacimientos prematuros, corroborado por investigación animal.

También existen pruebas de efectos sobre el CNS de los niños originados en el plomo corporal materno o paterno, que sin llegar a provocar sintomatología tóxica, derivan en dificultades de aprendizaje post-natal.

Como hay otros metales que participan de análogas propiedades puede inferirse la importancia que puede llegar a tener el conocimiento del status corporal de algunos oligoelementos en pediatría y neonatología.

En efecto, hay además pruebas del aumento de plomo en el cerebro de nacidos muertos que se atribuye a un aumento de la permeabilidad de la barrera hemato-encefálica en fetos y niños respecto de los adultos.

Se ha observado que la dosis de plomo en huesos de estos fetos es en promedio 5 a 10 veces mayor que lo normal y muchos tenían además serias malformaciones o subdesarrollo del CNS.

Se hicieron estudios relacionando la concentración placentaria de plomo y la circunferencia de la cabeza fetal, dato éste relacionado con el desarrollo cerebral pre-natal, y la cantidad total de ADN cerebral. Se halló que al aumentar el plomo placentario de 10 a 20 μg/g la circunferencia disminuía de 38 a 32 cm.

Estos hechos llevaron a un llamado oficial de atención en los EE UU sobre los peligros de abortos o fetos muertos en mujeres que hayan sufrido ellas o los esposos, exposiciones al plomo.

Se enfatiza además que los hijos de alguno de cuyos padres hayan estado expuestos tienen mayor probabilidad de sufrir defectos congénitos, muerte prematura, retardo mental y desórdenes conductuales.

Últimamente se ha hallado que el plomo ambiental al igual que el mercurio y el manganeso, gases de combustión de motores diesel y compuestos como el diclorometano tiene una correlación con la probabilidad de ser origen del autismo, en cualquiera de sus variantes.

La teratogenia conductual

Este estudio forma parte de la hoy denominada "toxicología conductual"., que estudia los efectos inducidos químicamente sobre la conducta, inteligencia, actividad mental, adaptabilidad, personalidad, sensibilidad al estrés, que resultan de fallas varias como las arriba descritas, y otros fenómenos psiquiátricos como depresiones, excitaciones etc.

El concepto de "teratogenia conductual" se inicia hace poco tiempo con el estudio de sustancias que tienden a causar fallas y deformaciones en el embrión o el feto y en lo particular los agentes externos cuyo blanco es el SNC.

Cuando una sustancia afecta toxicológicamente el SNC, su estudio a bajas dosis es importante ya que tienden a actuar a esas dosis como teratógenos conductuales.

El niño nace aparentemente sano pero con el tiempo aparecen defectos en la inteligencia, la personalidad y el control de la conducta. Debe notarse que el cadmio puede producir fenómenos similares, si bien se han observado diferencias en el efecto sobre el C.I, el plomo afecta más el CI total y el cadmio el CI verbal.

Así, los efectos discutidos más arriba, tienen su correlato en problemas de sub-aprovechamiento educativo y de desórdenes de conducta en niños y jóvenes.

Se ha hallado relación directa entre concentraciones de plomo por debajo del límite y la disminución del desarrollo sináptico.

Todo indica que algunos actos reflejos condicionados por el aprendizaje (Pavlov dixit) son sorprendentemente sensibles a la exposición a las neurotoxinas, produciendo en general fallas de aprendizaje y conductuales como los primeros observables a dosis muy por debajo de las causantes de los síntomas iniciales de intoxicación.

Un ejemplo sorprendente fue el descrito en los cambios conductuales en peces, a dosis del 1/1000 de la LD1, dosis letal incipiente.

Ya en 1971 se adelantaba la idea de que el plomo podría ser un factor activante del comportamiento criminal, presunción extendida a otros factores conductuales tóxicos o nutrientes.

La OMS reconoció que no hay un umbral de toxicidad para la exposición al plomo y se planteó la necesidad de estudiar en niños los efectos de bajas dosis de plomo, menores de 100 µg/l, sobre el Cociente Intelectual (CI) de niños pequeños.

Se midió el plomo y el C.I. por los métodos autorizados en niños de 6 meses y hasta los 5 años buscando la correlación entre valores de plomo en sangre, menores de 100 μg/l y el CI correspondiente.

Se halló que tanto en los niños con plumbemia mayor de 100 μg/l como los de valores menores a 100, mostraron una correlativa disminución del CI entre 4 y 7 puntos, lo que confirma que no hay una dosis umbral y que la carga de plomo actúa ya en la infancia disminuyendo la capacidad intelectual futura de los niños.

Lo grave de la cuestión es que el plomo participa de las tres toxicidades, es neuro, geno y teratotóxico y la exposición al plomo en nuestra sociedad es ubicuo, especialmente en las ciudades donde llega no sólo con los alimentos sino por el agua y el aire, si bien las medidas tomadas cerca de fines del siglo XX, como la prohibición de su uso en las naftas, y el menor uso en cañerías de agua, está disminuyendo esa exposición.

¿Cuál es el proceso que lleva a estas manifestaciones?

Se ha hallado, tanto en el plomo como en el cadmio que actúan produciendo cambios en la cromatina nuclear. Pero el mecanismo de acción es distinto para cada metal. Por ejemplo se observa el fenómeno de la tridivisión.

Ingesta y excreción

El plomo, como los otros metales ingresa al organismo con los alimentos, el agua y el aire. De lo ingerido con los alimentos, los adultos retienen un mínimo del 10% lo que permite estimar una dosis de 250 μg/g.

Por vía aérea la dosis varía según el ámbito urbano o rural. Si la concentración en aire urbano es de 1 $\mu g/m^3$ lo que ocurre si no hay tránsito automotor, habría una incorporación de cerca de 10 μg/d.

En las ciudades con alto tránsito la vecindad pudo tener 5 $\mu g/m^3$ lo que elevaría la absorción pulmonar a 40 μg/d., dato que disminuye al generalizarse el uso de naftas sin plomo.

La ingesta con alimentos oscila entre 250 y 350 μg/d. Los cigarros pueden tener 500 μg/unidad.

La excreción se efectúa por orina (10-40 µg/d si la ingestión es baja) por heces (100-400 µg/d según la dosis y la absorción), y algo por el sudor (10-20 µg/d). En los niños la absorción es generalmente mayor, por lo que el riesgo es también mayor.

Confirma estos datos el estudio de la EPA referentes a la carga corporal de plomo que se encuentra en niños domiciliados en la vecindad de carreteras, mayor carga orgánica que en los adultos, visible por la mayor concentración en sangre, orina, heces y cabellos.

Como la conducción del agua domiciliaria se sigue haciendo mayormente por cañerías de plomo, hay una cierta incorporación del metal por el agua de bebida y este riesgo aumenta en las zonas donde el agua tiene baja dureza, debido a que favorece el fenómeno de plumbodisolución más notorio cuando el agua no fluye o su velocidad de circulación es baja.

Debe tenerse en cuenta que los alimentos vegetales originados en campos vecinos a carretera llegaron a tener hasta tres veces más plomo que el contenido de metal normal en cada especie.

El depósito en el organismo ocurre principalmente en los huesos, donde hay 200 a 400 µg/g y en menor proporción en los músculos (10 a 280 µg/g/l), en tejidos de excreción y en el cerebro especialmente en la sustancia gris y en los ganglios basales.

El origen del plomo en el aire de las ciudades derivó principalmente de las naftas con el antidetonante tetraetilplomo, estimándose que formaban entre el 90 y 98% del plomo aéreo. Afortunadamente el uso de esta sustancia, que es de por sí una neurotoxina, ha bajado y se tiende a que desaparezca, lo que disminuirá la exposición y sus efectos.

La experiencia ha demostrado que la concentración promedio de plomo en escolares fue disminuyendo con la eliminación paulatina del plomo en las naftas.

No se debe olvidar el caso de los empleados de la industria minera y fábricas de plomo y sus derivados (baterías, etc.) en los que es común hallar niveles elevados en sangre y orina.

Otra tarea a encarar es la paulatina eliminación de las cañerías de plomo para el agua de bebida, causante posible de efectos tóxicos especialmente en niños, como se ha dicho más arriba.

La toxicidad puede variar con las distintas sales de plomo, con un máximo en el oleato.

Prevención y tratamiento

Deben encararse rutinas de prevención desde la infancia, las que deben incluir:

- Buena nutrición e higiene,
- eliminar fuentes de plomo a nivel de los niños o cubrirlas hasta su remoción,
- alejar a los niños durante las tareas de eliminación,
- inculcar la necesidad de no llevarse las manos a la boca,
- eliminar los juguetes que puedan contener plomo,
- no guardar jugos o comidas en latas una vez abiertas, pasarlos a recipientes de vidrio o plástico,
- evitar que el niño juegue en lugares polvorientos especialmente caminos.

En cuanto a la nutrición se recomienda que sea variada:

- Proteínas de carne o sustitutos
- Leche o derivados
- Vegetales y frutas
- Cereales varios y a menudo de grano entero.

Hasta ahora el tratamiento de elección es la llamada quelación, que consiste en la inyección por goteo o ingestión de un ligando quelante como el edta o D-penicilamina, que tienen mayor afinidad por el plomo que los quelantes biológicos. También se han recomendado el dimercaprol y el 2,3-dimercaptosuccinato.

Luego de la quelación con edta se observa un aumento del plomo urinario por la mayor movilización del plomo tisular. En niños se ha usado la determinación en la dentina decidual.

La terapia mejora con el agregado de ascorbatos o de vitamina B1 o de ambos, que puede ser útil como prevención.

También se ha recomendado el uso simultáneo de sales de hierro y zinc lo que tiene un soporte teórico en el hecho del antagonismo de ambos respecto del plomo.

Pero no cabe duda que la mejor prevención es la eliminación de las fuentes de contaminación y es de esperar que los responsables se hagan eco del reclamo de los expertos.

Se ha hallado en trabajadores con alta exposición que aumenta en 3 a 4 veces la probabilidad de padecer Alzheimer (Biotech. J. Int. año 2000).

Todos estos datos llevan a la necesidad de reducir los valores admitidos para el plomo en agua y alimentos.

El valor en agua no debiera exceder de 15 µg/l y en alimentos envasados de 0,25 µg/g.

La determinación de plomo

La medición del plomo en sangre da idea de la ingesta reciente, y en orina de 24 horas es índice de la excreción diaria y del funcionamiento de los mecanismos de excreción.

Para determinar la carga corporal es conveniente la medición en cabellos, que da idea de la contaminación ambiental, lo que es también útil en el caso de arsénico y cadmio.

Como se ha comentado más arriba no se pueden aceptar como normales los límites clásicos de 600 µg/l en sangre total. Se debe tomar como límite en adultos el de 200 a 250 µg/l y en los niños debe ser menor de 100 µg/l.

El Center for Disease Control de EE UU ha dado las siguientes normas de atención para los pediatras, según los valores en sangre de niños:

100-200 µg/l: Sospechoso

200-450 µg/l: Elevado
450-700 µg/l: Urgencia!
mayor de 700 µg/l: Emergencia!

Respecto del valor de referencia de límite en orina, el autor ha hallado que el de 80 µg/d es demasiado elevado.

En cabello, la experiencia nos ha dado como límite el de 10 µg/g en ausencia de exposición y el de 20 µg/g en áreas urbanas. Sin embargo debe tenerse por sospechoso todo valor entre 10 y 20 µg/g. Provisoriamente se recomienda como valor seguro para niños un máximo de 5 µg/g. Este valor coincide con lo hallado por otros autores.

Debe tenerse en cuenta que estos valores pueden no tener correlación con los datos de sangre.

El método más recomendado es el de Absorción Atómica en llama directa o con la metodología del hornillo de carbón para muy pequeñas cantidades.

Otros analitos que se pueden investigar son los clásicos como:

δ-aminolevulinato, δ-ala-deshidratasa, coproporfirinas, Zn-protoporfirina y pirimidina-5´-nucleotidasa, cuando la intoxicación llegó a los límites clásicos, por arriba de 400 µg/l, pero no tienen la sensibilidad de la determinación de plomo por Absorción Atómica.

Otros factores a considerar

Como ya se ha indicado más arriba, el plomo no es el único neurotóxico ya que otros metales pesados participan de esta propiedad, como arsénico, mercurio y cadmio, y debieran dosarse en forma rutinaria en estos casos, sobre todo si hay indicios de exposición.

Por otra parte debe considerarse la posibilidad de que existan fenómenos de sinergia por la presencia de otros metales pesados o por déficit de algunos nutrientes esenciales.

Por ejemplo se ha descrito el mayor efecto de la asociación plomo-manganeso debido probablemente a que aumentan la unión de los metales con los receptores y la absorción. También se ha mencionado el aumento de los efectos tóxicos del plomo cuando hay déficit de zinc o calcio.

En cambio el selenio es nombrado como antagonista del plomo.

Siempre debe recordarse que los datos hallados dan indicios de que no existe un umbral para la toxicidad del plomo y metales similares.

Referencias

Shapic & Rohman- Toxicol. Letters 2, 51 (1978).
Nicolowitz *et. al.*: Life Sci. 13, 897 (1973) V orhees C.V e.
Annast: en Lead vs. Health- JWiley & Sons 19883 p. 33-58.
Valciukas J. A. *et. al.*: Science, 210, 465, (1978).
Irwig, L. M. *et. al.*: Lancet, 1978, II, 4.
Bryce Smith D. *et. al.*: Lancet, 1977,1159.
idem, Trace Elements in Health, Butterworths, London, 1983.
idem, Chem. Soc. Rev. 15, 93-123 (1986).
David J. O. *et. al.*: Proc. Symp. on Health effects of Lead. London, 1978.
Idem, Lancet, 1976, II, 1376-79.
Needleman H. L. *et. al.*: N. Eng. J Med. 300, 689 (1979).
idem, Pediat.Res. 17, 179 (1983).
Yule, W. *et. al.*: J-.Dev.Psychol. 2, 295 (1984).
Underwood, E. J.: Trace Elements in Human and Animal Nutrition, Acad. Press. London, 1977.
Silbergeld E. *et. al.*: Science, 192, 153 (1976).
Louis-Ferdinand R. R. *et. al.*: Toxicol. Appl. Pharmacol. 43, 351 (1978).
McCauley P. T. *et. al.*: Neuropharmacol. 18 93, (1979).
Bokina A. *et. al.*: Adv. Pharmacol.Therap. 179 (1979).
Weiss B.: Fed. Am. Soc, Exp.Biol., 37, 22 (1978).
OSHA Report, Fed. Reg. 43, 52952 (1978).
Petersen J. Ambio, 8, 226 (1979).
Vorhees C. V. *et. al.*: Science, 205, 1220 (1979).
Ong C. N. *et. al.*: Arch. Dis. Child. 60, 756-9 (1985).

Chisolm J. J. *et. al.*: Reproductive and Develop. Toxicity of Metals, en Clarkson T. Plenum Press, N.Y. 1985, p. 541.

Ziegler E. E. *et. al.*: Pediat. Res.12, 29-34 (1978).

USA Acad. of Sciences: Airborne Lead in Perspective, 1972.

Nielsen T. *et. al.*: Nature, 274, 603 (1978).

Goyer R. A. *et. al.*: Fed. Proc. 37, 978 (1978).

Flora S. *et. al.*: en Toxicology of Metals, de S.S. Brown ed. Horwood, E: Proc. Int. Symp. 1986, p. 283.

Stokinger H. E.: en Patti, Ind. Hyg. and Tocxicology. 3a. ed. 1981, pp. 1493-2060.

Nomiyama K. *et. al.*: ibidem p. 76.

Chiba M. *et. al.*: ibidem p. 113.

Bertello L. F. *et. al.*: Acta bioq. clin. latinoam. 23, 233-38 (1989).

Marlowe C. *et. al.*: Aggresive Behav. 11 41-8 (1985).

Chang L. *et. al.*: Neurolog. Neurobiol. 15 207-30 (1985).

Winder L. *et. al.*: ibidem, 231-45.

Donaldson J. ibidem 259-85.

Needleman H. L.: EPA Report 600/1-81-066, 1981.

Idem: N. England J. Med. 300, 689 (1979).

Coper G. P. *et. al.*: Neurotoxicol. 5, 247 (1984).

Perlstein M. *et. al.*: Clin. Pediat. 5, 292 (1965).

Simpson J.; Halth Serv. Rep.: 88, 419 (1973).

Dept of Environ.: Lead in Drinking Water, 1977, Londres.

Assesment Human Exposure to Lead & Cadmium, Estocolmo, 1982.

Clin. chem. 38, 959 (1992).

Braithwaite R. A. and Brown S. S.; Toxicology of Metals 1987, pp. 251-68.

Li, P. K. – Childhood Lead Poisoning- Am-Assoc. Clin. Chem, 1992.

Roper WL: Centers for Disease Control- Preventing Lead Poisoning in Young Children, 1991.

Canfield R. L. *et. al.*: New Engl. J. of Med. 348, 1517-26 (2003).

Environmental Quality Institute, Ashville USA 2003. Comunic. Privada.

Basefalvi G. *et. al.*: Toxicology in vitro, 2012.

El Cadmio

El cadmio forma parte del grupo 12 de la Tabla Periódica, a continuación del zinc que como vimos es un elemento esencial.

Tiene Punto de Fusión y Ebullición relativamente bajos, por lo cual en caliente genera vapores que dan un aerosol de óxido de cadmio.

Se lo halla en los minerales de zinc, en el carbón mineral, que lo liberan en la combustión.

Se estima que la exposición al cadmio en algunos países ha aumentado 4 o 5 veces respecto de la primera mitad del siglo XX.

Ingestión y excreción

En general ingresa al organismo con el agua y los alimentos, en cantidades muy bajas del orden de 10 a 50 microgramos/día. Este valor aumenta en fumadores y que cada cigarrillo tiene de 0,9 a 2,3 microgramos.

Puede haber ingreso por vía aérea en los casos de exposición en actividades de la minería, obtención del metal y producción industrial de sus compuestos, y en usos como metal de aleación y soldadura.

La absorción por vía digestiva es de sólo el 10% de la ingesta, pero aumenta si hay deficiencia de hierro.

Por inhalación depende de la clase y tamaño de partículas y se estima en 15%, pero aumenta en fumadores y puede llegar al 60% si es óxido de cadmio. El sulfuro es menos absorbible. Parte del polvo depositado puede pasar al sistema gástrico por acción de las células ciliadas del árbol respiratorio y ser absorbido como en la ingesta directa.

El transporte se efectúa por la sangre a través de los hematíes. La excreción se efectúa por heces y principalmente por orina, que está influido en mayor proporción por la carga corporal y algo menos por la intensidad de la exposición.

En los expuestos, el nivel en sangre va subiendo durante 4 a 6 meses y luego se ameseta de modo que el valor en sangre es al comienzo proporcional a la exposición, pero no es índice del status corporal.

En los expuestos, el nivel en orina va subiendo y cuando el organismo está saturado, la concentración está influenciada por la carga corporal y la ingesta reciente.

En personas no expuestas, el nivel en orina sube progresivamente con la cantidad que se va acumulando en riñón.

Tiene una vida media biológica de 10 a 30 años, y en tejidos se acumula con las metalotioneínas.

La toxicidad

El cadmio es un tóxico importante y es carcinogénico. Cuando ingresa al organismo se acumula en la metalotioneínas de hígado y riñón que se forman por inducción del propio metal.

Son proteínas de bajo peso molecular (de 6 000 a 7 000) y que al absorber átomos metálicos aumenta hasta 10 000 medido por cromatografía en geles, según el contenido de metal. La cisteína es el aminoácido preponderante, un tercio del total, que es el responsable de la absorción del metal.

Las metalotioneínas son termo-resistentes, de forma elongada y con los átomos de cadmio forman dos grupos con 3 y 4 átomos

Los grupos sulfuro se unen a los iones Cd^{2+} (y también al Zn^{2+}) de modo que cada ion se une a 4 átomos de azufre de la cisteína y cada proteína se une a siete iones cadmio, formando un complejo bio-inorgánico de poca movilidad y larga vida media, mayor de 20 años.

La inhalación produce efectos comunes a la fiebre por humos metálicos, que recuperan en pocos días. En exposiciones mayores se producen efectos más serios, con irritación bronquial y pulmonar, sequedad del árbol respiratorio superior, tos, cefaleas, debilidad, fiebre, dolores de pecho, náuseas y vómitos y puede provocar la muerte por edema pulmonar.

Por ingestión, irrita el sistema gastrointestinal, náuseas, vómitos, dolores abdominales y diarrea, si la dosis llega a 300 mg por día puede ser fatal. A dosis menores, puede haber recuperación total en pocos días.

La intoxicación crónica se nota principalmente en el riñón, donde se acumula, hallándose en el hombre de 50 años valores entre 15 y 65 microgramos por gramo de corteza renal y el doble en los fumadores.

Si llega a valores mayores de 200 microgramos/gramo de corteza aparece proteinuria tubular, pero el mecanismo no es bien conocido.

Suele estar acompañada de glucosuria, aminoaciduria, menor excreción de ácidos, aumento de la excreción de calcio y fósforo, y aumento de la creatinina plasmática.

En el pulmón aparecen enfisema, enfermedad obstructiva, fibrosis, agravadas en los fumadores.

En el sistema óseo, se produce osteomalacia, osteoporosis, y fracturas espontáneas los pacientes acusan dolores de espalda y de extremidades, y dificultades de locomoción.

La latencia depende de la intensidad de la exposición y en general excede los 15-20 años.

Se observa un aumento de la peroxidación, una disminución del colesterol y de los fosfolípidos especialmente los cerebrósidos. Altera la conducta dando hiperactividad que se atribuye a su acción sobre los neurotransmisores serotonina y catecolaminas.

Interfiere el metabolismo de las enzimas con zinc, calcio y el uso de otros metales esenciales como hierro, cromo, hierro y selenio y en especial antagoniza al zinc y si hay déficit de zinc agrava sus consecuencias.

En el cerebro la mayor concentración se observa en la corteza. Puede activar algunas enzimas, arginasa, histidasa, triptofanooxidasa.

En los niños produce retardo mental.

Atraviesa la barrera placentaria y produce efectos en el neonato.

Se ha controlado la concentración en placenta respecto del peso al nacer y la circunferencia craneal, que es proporcional al ADN cerebral.

El cuadro siguiente resume estos hallazgos:

Cadmio en placenta (µg/g)	Circunf. Craneal (cm)	Peso al nacer (kg)
0,5-0,6	34-38	3,0 -4,5
0,6-1,0	31-32	2,0-2,5

Se puede observar un aumento de la eritrosedimentación, produce anosmia, anorexia inmunosupresión, descenso de la testosterona e hipertensión.

La intoxicación crónica provoca enfisema, además de la proteinuria tubular.

Para los mecanismos a nivel celular, ver lo informado respecto al plomo.

El selenio actúa como protector contra la acción del cadmio, y en el mismo sentido actúan el exceso de calcio y zinc.

Se lo considera un carcinógeno y se lo tuvo como productor de carcinoma de próstata, pero ello ha sido discutido por los datos estadísticos.

Es 100 veces más activo por inhalación o inyección que por ingestión.

Los aerosoles de metal o sus sales pueden producir tumores del pulmón en que se observa una buena correlación dosis-respuesta y efectos de acumulación.

También se ha observado la aparición de neoplasia testicular. A medida que aumenta la dosis aparece destrucción del tejido testicular y luego hiperplasia de las células intersticiales.

Actualmente la posibilidad de exposición ha aumentado con motivo de la generalización del uso de baterías de níquel-cadmio.

Se han hallado proteínas específicas en orina que permitirían el seguimiento aun en niveles bajos de exposición.

No se han observado alteraciones mutagénicas, y muy escasas aberraciones cromosómicas, las que aumentan si hay sinergias con otros metales tóxicos.

En Japón se produjeron casos de importancia por efluentes industriales. La enfermedad recibió el nombre "itai-itai", y se supone asociada con deficiencias nutricionales. En los linfocitos se hallaron aberraciones cromosómicas, pero no expresaron efectos mutagénicos.

La determinación del cadmio se efectúa por Absorción Atómica.

Los valores aceptables son:

Sangre: 1-4,5 µg/l (9-40 pmol/l).

Orina: < 5 µg/d (45 pmol/d).

Cabello: < 1 µg/g (9 pmol/g).

Estos valores suben en fumadores.

Se ha hallado una correlación entre los valores de cadmio y de metalotioneínas en orina, pero la determinación directa de cadmio es más confiable.

Debe sospecharse exposición al cadmio si se acelera la eritrosedimentación, si hay anosmia, proteinuria, glucosuria, aminoaciduria, anorexia o síntomas de inmunosupresión.

En el seguimiento de contaminados, se recomienda controlar la glucosa y proteínas totales y β_2-microglobulina en orina, cuidando el efecto de la acidez, neutralizando la muestra con regulador de fosfatos, o congelarla con agregado de trinitruro de sodio (azida) (NaN_3). Las proteínas deben determinarse por biuret.

Referencias

Science, 198, 204, (1977).

Miothy *et. al.*: J. Nutr. 80, 227, (1963).

Petering,: Arch. Environ. Health, 23, 91 (1973).

Loser E.: Cancer Letters 9 191 (1980).

Shiraishi Y. *et. al.*: Proc. Japl Acad. 48, 240-51 (1972).

Idem, Humangenetik. 27, 31 (1975).

Varner M. O.: Four Intern. Cadmium Conference, 1983.

Holden H.: Occupational Exposure to cadmium, London, 1980.

Takenaka S. *et. al.*: J. Nat. Cancer Inst., 70, 367 (1983).

Thun M. J. *et. al.*: ibidem 74, 325 (1985).

Armstrong B. G. *et. al.*: The Lancet 1, 1425 (1983).

Nordberg G.: Environ. Physiol. Biochem 2 7 (1972).

Friberg L. *et. al.*: CRC Press 248 (1974).

Assesment of Human Exposure to Lead and Cadmium. Estocolmo. 1982.

Lauwerys R. *et. al.*: Int. Arch. Occup. Environ. Health, 45, 271, 74 (1980).

Idem, Guidelines for biological monitoring, pp. 2-4 Biomedical Publications –Davis, California.

Roels H *et. al.*: Int. Arch. Occup. Environ. Health, 52, 159-66 (1983).

Idem: Toxicol. Letters, 15, 357-60 (1983).

Nordberg G.F.: en Toxicology of Metals de Brown y Kodama, 1987, pp. 269-80.

Drash, G. A. ; Sci. Total Environ. 26, 111-19 (1983).

Elinder C. & T. Nordberg M. en Cadmium and Health. Vol I CRC Press., 1985 pp.65-79.

Kido T. *et. al.*: Arch. Environ. Health:45, 35-41 (1990).
Bernard A. *et. al.*: Toxico. Environ. Chem.: 27, 65-72 (1990).
Kaeada T. *et. al.*: Int. Arch. Envrion. Health 62, 95-100 (1990).
Basefalvi G. *et. al.*: Toxicology in vitro. 2012.

El Mercurio

El mercurio forma parte del grupo 12 de la Tabla Periódica, debajo del zinc y cadmio.

Este metal tampoco cumple papel alguno como nutriente, actuando como un tóxico proteico sobre varias enzimas, debido a su gran afinidad por los grupos tio (-SH) y los puentes disulfuro (S-S) provocando su inactividad.

El mercurio se puede hallar distribuido en toda la naturaleza como minerales, en solución de sus sales en aguas y en el aire como vapor de origen volcánico o por desgasificación del contenido en las rocas. El origen volcánico y mineral es el más importante ya que se calcula que incorporan al ambiente cerca de 150 000 toneladas por año.

En este ciclo entra también el mercurio de origen antrópico en forma de sales solubles o vapores de mercurio, que se bioacumulan en la cadena trófica, y son fuente de contaminación. Este aporte antrópico se calcula en 5 000 toneladas por año, pero suele ser más peligroso por su focalización que puede originar concentraciones altas en algunos ambientes.

La concentración en el aire urbano suele hallarse alrededor de 0,1 $\mu g/m^3$, mientras la tolerancia en el aire promedio en 30 días es de 1 $\mu g/m^3$.

En los suelos y rocas se halla en baja concentración, menor de 0,1 mg/kg.

En los sedimentos costeros puede haber mayor cantidad y el peligro reside en que en ese ambiente es más probable el paso a metilmercurio.

Los vegetales terrestres absorben muy escasamente el mercurio del suelo, pero en las aguas fluviales y marítimas puede haber mayor absorción entre 0,03 y 0,08 mg/kg y cantidades aun menores pueden inhibir el crecimiento de fitoplancton.

En los animales la concentración va creciendo en la cadena trófica, habiendo llegado a casos con 23 mg/kg y 50 mg/kg en el caso de Minamata.

En los peces el problema reside en que la mayor parte del mercurio se halla como el más tóxico metilmercurio.

En aves se ha observado el mismo fenómeno que se atribuye a la ingesta de semillas tratadas con mercuriales.

El ciclo biogeoquímico

Cumple un ciclo biogeoquímico que es similar al de otros elementos, como el ciclo del carbono o el del oxígeno. En el ciclo el mercurio pasa por su estado nativo, sales monovalentes, sales bivalentes, y compuestos organo-metálicos.

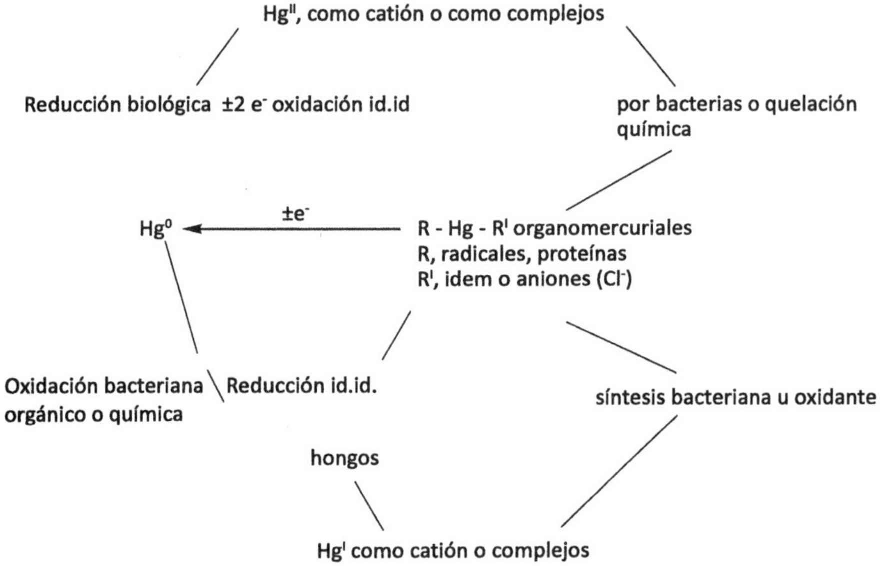

El ingreso al organismo es mayoritariamente por vía aérea, ya sea de vapor de mercurio metálico o sus aerosoles o de sales del metal, y por vía oral con los alimentos.

Los compuestos organometálicos de mercurio pueden también ser absorbidos a través de la piel. La excreción es por orina o heces, y una pequeña proporción por sudor, saliva o lacrimales.

La toxicidad del mercurio

Los efectos tóxicos del mercurio tanto orgánico como inorgánico, son conocidos desde hace mucho tiempo y afectaba a los trabajadores de algunas industrias específicas como las de fieltros para sombreros. Es conocido el adagio inglés "loco como un sombrerero" originado en la enfermedad profesional de los trabajadores de esa industria que manejaban sales de mercurio y resultaban intoxicados hasta llegar a la locura.

En nuestros tiempos el mercurio sigue siendo un contaminante ambiental importante y se lo encuentra en pinturas al agua, plásticos, pomadas, tintas de imprenta, fungicidas mercuriales, blanqueadores de ropa a base de cloro, minería del mercurio, amalgamas de oro y plata, peces y mariscos de aguas contaminadas.

Las actividades en que es posible la exposición al metal son variadas:

- Fabricación de termómetros, calibración de vidriería.
- Instrumentación industrial, pruebas de equipo eléctrico.
- Fabricación de algunos fungicidas y otros compuestos organo-mercuriales y su uso.
- Industria de cloro-soda.
- Joyería, fabricación de tubos fluorescentes.
- Amalgamas dentales, bactericidas y pesticidas.

Los principales efectos hallados en las intoxicaciones mercuriales son:

- temblores, eretismo, aumento de anormalidades fetales,
- hiperactividad y otros defectos neurológicos,
- estomatitis, pérdida dentaria, salivación con sabor metálico, anorexia, colitis,
- depresiones, irritabilidad, insomnio, ataxia, constricción del campo visual,
- acaloramientos, agitación, fatiga, alucinaciones, psicosis,
- disminuye la velocidad de conducción nerviosa periférica y la aumenta en el SNC, por desmielinización,
- Anemia e hipertensión.

En niños se observa:

- acrodinia, alergias, dermatitis, asma,
- desmielinización de la fibra nerviosa, rupturas cromosómicas,
- fallas neuronales y conductuales,
- neuritis periférica, retraso mental,
- daño renal progresivo con hipertensión, proteinuria, hipoalbuminuria, hipoclompementemia.

En cuanto a los mecanismos de su acción, se ha establecido que el mercurio aumenta la permeabilidad celular al potasio y bloquea el transporte de azúcares, y es competitivo con el calcio.

También interfiere en muchos mecanismos neuronales, especialmente sobre las neuronas dopaminérgicas, que son más sensibles al mercurio (y otros metales pesados) cuyos átomos ocupan los sitios receptores de calcio, sodio y otros esenciales a la transmisión, inhibiendo así la unión con los neurotransmisores. El daño cerebral puede ser prolongado.

Se acumula en riñón y cerebro aunque la concentración en sangre y en otros órganos aumente poco. La eliminación de los órganos es relativamente rápida, excepto en el cerebro lo que coincide con el mayor daño hallado.

Se acumula en la fibra nerviosa disminuyendo la velocidad de conducción periférica y aumentando la del SNC.

Además se acumula en la fibra muscular y en hígado y riñón donde induce además la formación de metalotioneínas, que son proteínas de bajo peso molecular (6 a 7000) con alto contenido de metal (del 5 al 10% en peso) que también se forman con otros metales como ya se ha mencionado para el cadmio.

Por otra parte, el mercurio inhibe la fosfoesterasa y la ATPasa de calcio, enzimas de la calmodulina que bombea el ion calcio del citoplasma a las organelas y hacia el exterior. Si el mecanismo está inhibido, hay mayor entrada y hay acumulación de calcio intracelular lo que provoca daño celular.

Ingesta y excreción

El mercurio es ubicuo en dosis mínimas, pero se enriquece en la cadena trófica, pudiendo llegar a contaminar fuertemente los alimentos como ya ha ocurrido en el famoso caso de la bahía de Minamata en Japón por el consumo de peces que habían concentrado el mercurio proveniente de actividades vecinas.

Otro caso muy serio se produjo en Irak por consumo de semillas contaminadas por el uso de metilmercurio como curasemillas.

Casos similares menos serios, se han observado en otros países como Perú y en la Amazonia.

Análogo problema se produjo en la región de los grandes lagos entre Canadá y EEUU, lo que obligó a un importante esfuerzo conjunto de los dos países para disminuir la concentración de mercurio en esas aguas, lo que llevó a efectuar e estudios sobre el efecto de la contaminación por metilmercurio ingerido con pescados.

Cuando el mercurio disuelto es eliminado de las fábricas con los desagües, el mercurio inorgánico tiende a disminuir en el agua por precipitación, pero las bacterias metanogénicas de los barros pueden redisolverlo formando dimetilmercurio, $Hg(CH3)_2$ o el catión metilmercurio(1+) $Hg(CH_3)Cl$, lo cual hace subir la concentración de mercurio aguas abajo.

Estos compuestos órgano-mercuriales son mucho más tóxicos que las sales inorgánicas de mercurio bivalente, ya que son liposolubles y atraviesan la barrera hematoencefálica al ser absorbidas pero quedan retenidos por ella acumulándose en el SNC, pudiendo provocar daño permanente.

El mercurio ingresa al organismo por vía oral con el agua y los alimentos generalmente como el ion Hg^{2+} o como compuesto organo-mercúrico o proteínas que lo contienen.

Se calcula que la ingesta diaria por vía alimenticia es de 5-10 μg/día, de los que 2 a 5 μg corresponden al metilmercurio.

También ingresa por vía pulmonar como vapor de mercurio elemental o suspensiones de compuestos mercuriales, inorgánicos u orgánicos. Aun ingresando como mercurio elemental es de inmediato oxidado a mercurio divalente, presumiblemente por la catalasa eritrocitaria.

Una vez en la corriente sanguínea el metal se acumula en los órganos especialmente en hígado y riñones y atraviesa la barrera hemato-encefálico y también la placenta debido a su afinidad por los lípidos.

Uno de los grupos expuestos es el de los dentistas por el uso de las amalgamas, si no se toman precauciones cuidadosas, como eliminar el contacto directo con la piel y reducir al mínimo la exposición al aire del mercurio o la amalgama líquida, para disminuir la concentración de vapor de mercurio metálico.

Ha habido muchos casos en que el análisis de sangre y orina han dado resultados, en y algo por encima del límite permitido, que daban síntomas de malestares diversos.

Los niños no están especialmente afectados, pero hay que asegurarse que los juguetes no contengan mercuriales a pesar de la prohibición de su uso.

La contaminación aérea debe ser muy tenida en cuenta debido a que la presión de vapor del mercurio líquido es a temperatura ambiente (25ºC) de 2.10^{-3} mm, lo que resulta en una concentración en el equilibrio de 20 mg/m^3.

En climas cálidos debe tomarse en cuenta que la presión de vapor aumenta rápido, p. ej. es 8 veces mayor a 50ºC.

La NIOSH ha establecido un límite de exposición a vapores de mercurio en ambiente laboral de un promedio 50μg / m^3 para una exposición de 8 horas diarias.

La caída de mercurio líquido produce pequeñas esferas difíciles de recoger, que aumentan mucho la superficie líquida expuesta.

El Hg^{2+} por ingestión de agua o alimentos y los mercuriales orgánicos van a los hematíes, penetran la barrera hematoencefálica pero no pueden retornar a la circulación general.

También atraviesan la placenta afectando al feto. La vida media en sangre es de 70 días.

Las sales de Hg^{I} son poco tóxicas y poco solubles y se forman por degradación bacteriana de los órganomercuriales.

Si la carga orgánica es importante produce aumento de la creatinina, lo que puede indicar disfunción glomerular.

Al mismo tiempo el mercurio o el metilmercurio se acumula en el cabello, uñas, etc. y permanece en forma estable lo que permite su determinación e incluso la ubicación en el tiempo de la contaminación.

La inyección experimental de sales de mercurio provoca proteinuria, seguida de hipoalbuminemia e hipocomplementemia.

El daño renal es del tipo tubular-glomerular promovido por un mecanismo autoinmune.

En concordancia con ello se ha observado un descenso de la IgG además de otras proteínas, como la α2- globulina.

Los síntomas en neonatos pueden no observarse hasta los tres meses. Así ocurrió en Minamata y curiosamente muchas de las madres parecían sanas. Esto se debe a que el metilmercurio atraviesa la barrera placentaria y da mayores concentraciones en el feto que en la madre.

En la infancia la ingesta vía la lactancia materna puede ser elevada, si la madre se halla contaminada.

Los mecanismos de defensa consisten en la degradación de los organomercuriales por sistemas de formadores de oxígeno como los fagocitos con actividad mieloperoxidásica que los degradan a ion Hg^{2+}. El primer mecanismo de defensa lo forman las metalotioneínas del riñón e hígado que acumulan el metal.

Los sistemas enzimáticos activos en esos mecanismos son: los formadores de radical hidroxilo (HO•) como la xantinooxidasa, la unión cobre-ascorbato, y los formadores de hipoclorito (ClO^-) como la mieloperoxidasa-H_2O_2 en presencia de cloruro de sodio.

La excreción se produce por heces y orina y la medición del metal en orina es un índice del funcionamiento de los mecanismos de excreción, que es bueno para el mercurio inorgánico, pero no lo es para el metilmercurio.

Para evaluar el grado de nefrotoxicidad puede usarse la cuantificación de proteínas en orina, especialmente la β-2-microglobulina y la presencia de cadenas livianas, pero los datos más confiables a este respecto obtenidos en pacientes con la enfermedad de Minamata serían la relación Albúmina / β-2-microglobulina y la relación Albúmina / cadenas livianas, que están netamente descendidas respecto de las normales y muy semejantes a la proteinuria tubular.

La vida media corporal para el metilmercurio es de 60 días aproximadamente y baja un 30% en la lactancia. Pero en el infante la vida media es mayor.

Tratamiento y prevención

Es bien conocido el hecho de que el selenio en forma de selenito actúa como antagonista del mercurio, y por lo tanto puede usarse como coadyuvante en el tratamiento y en la prevención cuando se ha establecido la contaminación o cuando hay peligro de exposición, confirmando datos anteriores sobre la correlación entre mercurio y selenio.

Recientemente se ha encontrado que también el zinc actúa como antagonista del mercurio y que uno de los mecanismos de acción es la inducción de la formación de metalotioneínas, que a pesar de su bajo peso molecular, complejando de 10 a 20 moles de átomos de metal por mol.

Se han descrito dos mecanismos adicionales, la reducción de la peroxidación lipídica que es aumentada por el mercurio y la protección por el zinc de la membrana celular que reduce los daños ocasionados por el mercurio.

Se ha hallado que el azufre orgánico es buen coadyuvante como detoxificante del mercurio, confirmando datos anteriores que recomendaban dietas con proteínas ricas en azufre y la suplementación con aminoácidos azufrados como cistina y metionina.

El tratamiento es prolongado porque el mercurio sale muy lentamente de los depósitos orgánicos. Se ha recomendado la quelación con edta-calcio, penicilamina, BAL o dimercaptosuccinato.

Los efectos "subclínicos"

Como ya se discutiera en el caso del plomo, el mercurio presenta efectos sobre la salud que por razones no explicadas se calificaron como "sub-clínicos".

Estos efectos se han descrito sobre todo en trabajadores y profesionales expuestos a dosis menores de mercurio por razones ocupacionales.

Se observan cambios neuro-musculares y psicomotores, vagas sensaciones de malestar generalizado sin localización precisa o errática, depresión psíquica, accesos de irritabilidad o excitabilidad.

Algunos efectos son atribuidos a disfunción de la barrera hematoencefálica y pueden resultar comunes a los de otros metales pesados.

Se han observado daños genéticos por rupturas cromosómicas y efectos en la reproducción en mujeres dentistas, efectos teratógenos que también se hallaron en la rata.

En los casos de exposición prenatal por la madre, vía aérea o alimenticia, debe observarse el desarrollo físico y mental de los niños.

Además está establecido que los niños y ancianos son más sensibles a los efectos tóxicos del mercurio.

Estos datos deben llamar la atención y tener presente ante casos de difícil o impreciso diagnóstico especialmente en los sectores de población presuntamente más expuestos como trabajadores de industrias que manejen mercurio o sus sales, dentistas etc.

La determinación de mercurio

Durante mucho tiempo la determinación de micro-cantidades de mercurio fue dificultosa por la insuficiente sensibilidad de los métodos. El advenimiento de la Espectroscopía de Absorción Atómica (AA) sin llama, que permite la detección y cuantificación del orden los nanogramos, ha significado una ayuda muy importante para la temprana identificación de la intoxicación mercurial.

Con esta metodología (AA del vapor frío) se puede determinar mercurio en suero, orina y cabellos.

Los valores más comúnmente hallados en comunidades no expuestas son los siguientes:

Suero: menos de 5 µg/l, si bien pueden tolerarse valores de hasta 10 µg/l. Cuando el valor pasa de los 20 µg/l ya hay síntomas de intoxicación. En los valores intermedio s es posible la aparición de los signos mal denominados subclínicos.

El valor en sangre es representativo del mercurio que está siendo movilizado y puede aumentar en las primeras etapas del tratamiento de detoxificación, con un aparente empeoramiento del paciente.

En orina debe ser menor de 5 µg/d. Es índice de la excreción, aumenta durante el tratamiento, para luego descender. Todo el material de vidrio a usar debe ser lavado con ácido nítrico, debido que el mercurio ambiental es adsorbido por las paredes de vidrio, por lo que hay que guardarlo bien tapados. La orina es la muestra de elección para la contaminación con sales de mercurio.

En cabellos suele ser menor a 1,5 µg/g, aunque valores próximos a éste pueden ser compatibles con los síntomas subclínicos.

Algunos efectos son atribuidos a disfunción de la barrera hemato-encefálica y pueden resultar comunes a los de otros metales pesados.

Los datos obtenidos en cabello son proporcionales a la carga corporal porque es proporcional al contenido en órganos actúa como una verdadera biopsia externa con la ventaja de su fácil repetición. Está bien establecido como método efectivo de monitoreo, y es la muestra de elección para la contaminación con metilmercurio.

Puede usarse en la predicción de riesgos fetales analizando el cabello materno, ya que correlaciona bien con los valores en la sangre de cordón, y luego del nacimiento se puede analizar el cabello del neonato como índice de intoxicación pre natal.

Si en el cabello materno el valor llega a los 10 μg/g pueden esperarse signos de disfunción neurológica.

En casos de sospecha de contaminación por humos o vapores puede efectuarse una nueva determinación con vello púbico menos sensible a la contaminación aérea y que en general da valores menores en un 30%.

El cabello absorbe algo de mercurio del aire, el que se suma al de origen interno, pero no es significativo en general.

La muestra debe tomarse de la región occipital usando sólo los 4-5 cm de la parte basal, descartando el resto.

Algunos autores han hallado una diferencia sexual, con valores mayores en mujeres, tal vez por una diferencia en la tóxicocinética del metal.

El tratamiento se efectúa con un quelante como el ditiosuccinato. En las exposiciones menores el selenio produce una mejoría en los síntomas.

Se ha iniciado una campaña para la disminución de la exposición eliminando el uso del mercurio en aparatos de laboratorio y médico, como tensiómetros, termómetros etc. y en odontologìa, la que debe ser apoyada.

Referencias

Prasad A.S.: Trace Elements in Human Health and Disease. Academic Press N. York. 1976.

Bakir F: Science, 1973, 181 230-41.

Aoki H.: Jap. J. Hyg. 1970, 24, 556-62.

Buchwald H: Am. Ind. Hyg. Assoc. J. 1972, 33, 492-502.

Kark P. *et. al.*.: N. Engl. J. Med. 1971, 285, 10-16.

Miller J. M. *et. al.*: Am. Ind. Hyg. Assoc. J. 1975,36, 725-33.

Snyder R. D.: Arch. Neurol. 1972, 26, 379-81.

Birke G. *et. al.*: Arch. Environ. Health 1972- 25,77.

Meguro T. *et. al.*: Toxicology of metals VI Int. Symp. 1986, 331.

Nomiyama K. *et. al.*: ibidem p. 79.

Clarkson T. W. *et. al.*: ibidem p. 139.

Matsuo N. *et. al.*: ibidem p. 333.

Weening J. J. *et. al.*: Lab Invest. 1978, 39, 405.

Bernaudin J. F. *et. al.*: Clin. Inmunol. Inmunopathol. 1981, 20, 129.
Suda I. *et. al.*: Toxicology of Metals, VI Int. Symp. 1986, 335.
Totoki S. *et. al.*: ibidem p. 337.
Iesato *et. al.*: Toxicology of Metals, VI Int. Symp. 1986, 341.
Komiya K. *et. al.*: J.Hyg. Chem. 1977, 23,235-43.
Fukino H. *et. al.*: Toxicology of Metals, VI Int. Symp. 1986, p-129.
Sumino K. *et. al.*: ibidem p. 339.
Potter *et. al.*: J.Nutr. 1974, 28,342-4.
Kosta L. *et. al.*: Nagkure, 1975, 254, 238-9.
Millar J. M. *et. al.*: Am- Ind. Hyg. Assoc. J. 1975, 36, 725-33.
Chang L. W.: Neurolog. Neurobiol. 1985, 15,207-30.
Marsh D. O. *et. al.*: Clin. Toxicol. 1981, 18, 1311-18.
Ayssen G. E. *et. al.*: Am. J. Epidem. 1983, 11, 470-78.
Kjellstrom T. *et. al.*: Nat. Swed. Environ. Prot. Board, Rep 3080, 1986.
Phelps R. *et. al.*: Arch. environ. Health 1980, 35, 161-8.
Naljkovic C. *et. al.*: Heavy Met. Environ. V Int. Symp. 1985, 2, 193-5.
E-linder C. G. *et. al.*: en Cadmium and Health. CRC Press, 1985, vol 1.
WHO- Int. Programm on Chem. Safety. Environ. Health Criteria 101, 1990.
Bertello L. F.: Rev. Asoc. Med. Arg.: 104,6-17 (1991) y 106, 27-31 (1992).
Grandjean P. *et. al.*: Scand. J. Clin. Lab. Invest. 1992, 52. 321-37.
Idem: Arch. Environ. Health 1992, 47, 185-95.
Clarkson T. W. *et. al.*: en Biolog. Monitor. of toxic Metals N.Y. Plenum, 1988 p. 199-246.
Grandjean P. *et. al.*: Environ. Health Perspect. 1994, 102 74-7.
Turnes M. D. *et. al.*: Arch. environ. Health 1984, 35 367-78.
Malm O. *et. al.*: Ambio, 1990, 19 11-15.
Grandjean P. *et. al.*: Lancet 1993, 342,991.
idem: Clin. Chem. 1994, 40, 1395-400.
Shandar A. *et. al.*: Med. J.Aust. 58 1005-8 (1971).
Buchet J. P. *et. al.*: J. Occup. Med. 22, 741-50 (1980).
Roels H. *et. al.*: Int. Arch. Occup. Envrion. Health, 50 y 77-93 (1982).
Idem: Am. J. Industr. Med., 7, 45-71 (1985).
Dept of Environment, London, Pollution Paper 10.

El Arsénico

El arsénico pertenece al Grupo 15 de la Tabla Periódica situado por debajo del fósforo por lo cual puede actuar con valencia 3-, 3+ y 5+.

El estado más común y estable es el de valencia 3+, y su compuesto más conocido es el trióxido, As_2O_3, poco soluble en agua, pero soluble en medio ácido y en medio básico, formando, el H_3AsO_3, ácido arsenioso o trioxoarsénico(III), que actúa como monoprótico, dando sales, que se denominan comúnmente arsenitos, $AsO(OH)_2^-$, que actúan como reductores.

Los de metales alcalinos son solubles en agua y los de alcalinotérreos son poco solubles.

El pentavalente da el óxido As_2O_5, muy soluble en agua para dar H_3AsO_4, ácido arsénico, que es oxidante. Sus sales son los arseniatos, solubles en agua, que también dan metil y dimetil derivados, hidrolizables que se cree interfieren en las reacciones de fosforilación en los organismos vivos.

El As^{III} se oxida a As^{V} en medio alcalino, pero menos en medio ácido. La oxidación es mucho menor a 0ºC.

El As^{V} es estable en medio alcalino pero sufre reducción en medio ácido.

En la naturaleza se lo halla como contaminante de minerales azufrados, como los sulfuros de cobre, cobalto y níquel. En la metalurgia con estos minerales por tostación se libera el trióxido en forma de gas.

Este óxido al estado sólido sublima a 135ºC.

La ingestión prolongada de dosis pequeñas se usó desde hace siglos como prevención de intoxicaciones mayores, método que se atribuye a Mitrídates rey del Ponto, que originó el nombre de *mitridatismo.*

El compuesto más tóxico es el trihidruro o arsano, (AsH_3) gas que se forma por reducción de compuestos oxigenados en presencia de hidrógeno. Es hemolítico, como también sus metil y dimetil derivados.

Los compuestos se usan en metalurgia, como biocidas y en la manufactura de vidrios.

El arsénico entra al ambiente como gas y de allí a los otros compartimentos ambientales.

Una vez en el suelo puede pasar al agua superficial o freática, como ácido o sales, y puede sufrir alteraciones por acción bacteriana.

El arsénico puede también ingresar con alimentos, especialmente crustáceos, pero en éstos se lo suele hallar como arsenobetaína, no tóxica y que se excreta sin cambios.

El arsénico trivalente, la forma más tóxica, una vez ingerido se deposita en los tejidos, originando una serie de síntomas.

En altas dosis puede ser mortal, pero en baja dosis resulta en los síntomas de toxicidad crónica, que se originan en general en el agua de bebida.

Se lo denomina Hidroarsenicismo Regional Endémico, que ocurre en muchas partes de la Argentina y en otros países.

La toxicidad se deriva de su propiedad de inhibir varias enzimas redox.

Existe una interconversión de las diferentes formas arsenicales, hay metilación del arsénico inorgánico y procesos redox.

Ingesta y excreción

La vía más común es la ingesta de agua y alimentos.

El arsénico absorbido pasa a la sangre y órganos. También atraviesa la barrera placentaria y en el neonato se encuentra la misma concentración que en la madre, y la mayor acumulación se observa en el cerebro, huesos, hígado y piel.

La arsenobetaína que se ingiere con mariscos, se excreta sin mostrar toxicidad.

La ingestión por alimentos debe cuidarse por haberse hallado bebidas como jugos de manzanas y uvas que contienen más arsénico que el permitido en bebidas.

En los cultivares de arroz, que se hacen en suelos inundados, puede hallarse arsénico que ha sido disuelto por el agua y transmitido a las bebidas a base de arroz.

Se excreta principalmente por vía renal, y es bastante rápida, se ha medido que el 60% de la dosis absorbida se excreta en 24 horas. La forma trivalente es de excreción más lenta que la pentavalente. La excreción se hace en

10-20% como arsénico (III), 10-20% como ácido monometilarsónico y 60-80% como ácido cacodílico. En los no expuestos el total de arsénico excretado es menor de 20 μg/g creatinina.

La excreción biliar es reabsorbida y casi no pasa a las heces.

La absorción por vía aérea tiene importancia sólo en casos de exposición laboral, y se absorbe en el pulmón. Pasa al organismo en pocos días.

El metabolismo

En el organismo, el arsénico inorgánico se metila rápidamente, el metabolito más abundante es la metilarsina y el producto terminal es la dimetilarsina.

Este proceso de biometilación es el método de desintoxicación natural.

Pero si la dosis es relativamente alta la carga corporal de la parte no metilada es la que produce los síntomas tóxicos conocidos.

En la orina se presentan, dos tercios de la ingesta como ácido dimetilarsínico, un 18% como monometilarsénico, y el resto en partes iguales de arsénico trivalente y ácido metilarsónico.

La toxicidad aguda

La toxicidad tanto aguda como crónica depende de la forma química y física del arsénico que se ingiere.

Las dosis elevadas provocan vómitos, diarrea, mialgias, hematuria, albuminuria, sed, convulsiones e hipoxia, produciendo shock, y coma que terminan comúnmente en la muerte.

También produce problemas en el sistema nervioso periférico que curan lentamente, y aparecen dolores musculares, edema facial y reacciones cardiovasculares.

En casos agudos se observa post-mortem, necrosis hepática y degeneración grasa.

Sobre el sistema renal, hay efectos importantes si se origina en la inhalación del arsano que producen necrosis cortical, en los niños se ha observado hematuria, leucocitos y glucosuria, y a veces proteinuria. En los sobrevivientes la recuperación de estos daños es escasa.

Los efectos respiratorios especialmente por la inhalación de arsano son perforación del septum, rinofaringolaringitis, tráqueobronquitis y signos de insuficiencia pulmonar.

Puede tener algunos efectos como inmunosupresor, ya que se observaron infecciones crónicas de pulmón y bronquitis crónica en niños.

Ha habido muchos casos accidentales porque el trióxido fue usado como biocida y su aspecto y tacto es similar a la harina, confusión que ha dado resultados fatales.

La DL50 del arsénico trivalente es cuatro veces mayor que la del pentavalente. La dosis letal LD50, varía entre 10 y 150 mg y hay variantes personales. Para el caso del trióxido se suelen dar valores entre 70 y 180 mg.

La toxicidad crónica

El arsenicismo crónico produce debilidad, mialgias, cefaleas, queratosis palmar y plantar, hipertensión, y pigmentación ungueal. Hay también neurotoxicidad tanto central como periférica.

Comienza con cambios sensoriales, sensación de pinches en manos y pies, parestesias, neuralgias y flojedad muscular, debilidad motora iniciada en parte distal y luego en la proximal, que puede terminar en parálisis de los músculos afectados.

Puede producir efectos cardíacos y vasculopatía periférica.

Un tipo específico de efecto cardiovascular es la necrosis de las extremidades inferiores, que afecta dedos, pies y piernas, pero se da en cerca del 1% de los casos, afectando más a personas mayores.

Se puede también observar anorexia, alergia nasal, anginas, estomatitis, salivación, olor aliáceo, tos, sensación quemante en las extremidades.

Los efectos sobre el sistema hematopoyético son anemia reversible, leucopenia, granulocitopenia y eosinofilia, que también son reversibles al finalizar la exposición. Sobre el hígado aparece inflamación, cirrosis, hipertensión portal, y con los años puede aparecer cáncer.

En los casos de exposiciones leves, la neuropatía puede ser más larga, unilateral, sin parálisis motora.

La actividad mutágena es débil, y produce algunas aberraciones cromosómicas in vitro, y siempre el arsénico trivalente es más activo que el pentavalente.

En algunas experiencias in-vitro se observan algunos efectos sobre el ADN, que se atribuyen a acción sobre los mecanismos de reparación de los "errores".

Se han observado también efectos sobre el SNC y sobre el sistema periférico, de curso insidioso, puede haber efectos neuro-musculares y cambios en la velocidad de conducción nerviosa.

Los efectos teratogénicos son escasos talvez debido a que el arsénico es transplacentario en forma de metilderivado que es menos tóxico. Se ha observado un aumento de abortos espontáneos en trabajadoras o vecinas a plantas de tostación o de fusión de minerales arsenicales, alrededor del 17% en empleadas y entre 7 y 11% en las vecinas.

La carcinogenicidad

El arsénico produce cáncer de piel y de pulmón. Induce una serie de cambios en la piel, hiperpigmentación, hiperqueratosis, y luego cáncer de dos tipos, carcinoma escamoso, o de células basales, siempre en palmas o plantales y como lesiones múltiples. La latencia es larga, de 13 años o más.

Por vía aérea produce cáncer pulmonar generalmente del tipo carcinoma epidermoide de células pequeñas poco diferenciadas y a veces carcinoma epidermoide bien diferenciado y adenocarcinoma de tipo acinar.

Se discute si el arsénico actúa como promotor o como iniciador del proceso cancerígeno.

No se han hallado datos significativos de la formación de cáncer en órganos internos que difieran de la estadística común.

La distribución tisular, es mayor en piel, huesos, uñas, y cabellos, de 0,1 a 0,9 μg/g y los órganos tienen de 0,03 a 0,06 μg/g. En el cerebro es algo mayor en la materia blanca que en la gris.

No se observa acumulación notoria en los órganos, salvo en los casos de inhalación de partículas sólidas que dan un aumento en el tejido pulmonar.

En niños se han observado daños en el sistema nervioso tanto inmediatos como mediatos, problemas conductuales, déficit en la cognición y pérdidas en la audición.

Puede actuar como antagonista del selenio, y se ha usado arsénico en el agua a bajas dosis (5 μg/l) para prevenir efectos sobre el ganado en regiones seleníferas, ya que aumenta la excreción biliar del selenio.

Inversamente se usa selenio como antagonista del arsénico si la exposición es pequeña.

Se atribuye a acción sobre la metiltransferasa.

Se debe tener en cuenta que para una misma dosis hay variaciones personales en la sensibilidad y por lo tanto en la aparición de los efectos.

Se usó como límite aceptable en el agua potable, el de 50 μg/l, pero actualmente estudios más completos han llevado a fijar la tolerancia en 10 μg/l de arsénico trivalente. En las zonas arsenicales se suele hallar arsénico en aguas en cantidades de miligramos por litro.

En el agua potabilizada, se halla como arsénico pentavalente por el tratamiento oxidante final.

Se ha abierto la posibilidad de tratar esas aguas por bacterias oxidantes que pueden pasar el As^{III} a As^{V}.

Determinación del arsénico

Se pueden usar métodos químicos, como el de Gutzeit, basados en la formación del hidruro de arsénico o arsano, (AsH_3) y su detección.

Dado la existencia de formas no tóxicas, conviene si es posible hacer la especiación del arsénico y determinar la dosis de arsénico trivalente.

Hoy se usa la Absorción Atómica por el método del hidruro gaseoso o el electrotérmico en hornillo de carbón. Se puede medir en suero, orina y cabellos.

Para la especiación puede usarse el método de ICP + MS, que puede resultar de alto precio.

El dato en cabellos es índice de la carga corporal y se ha usado en Química Forense para diagnóstico de envenenamiento e incluso del intervalo de tiempo en que ocurrió.

Los valores aceptables son:

En suero, < 10 μg/l (0,13 μmol/l). Se observan diferencias geográficas; en zonas exentas de arsénico se halla de 0,1 a 3 ug/l y en zonas arsenicales se recomienda que no pase de 20 ug/l. Es útil para la ingestión reciente, pero no para la carga corporal.

En orina: < 20 μg/d (0,27 μmol/l) Este valor excluye la ingestión de crustáceos marinos, por lo que debe recomendarse efectuar la determinación con 3 días previos sin dicha ingesta.

En cabello: < 3 ug/g

El límite para el agua de bebida se ha fijado en 10 μg/l.

En sujetos no expuestos, se halla en sangre total 1 a 5 μg/l, pero el valor se duplica en fumadores.

Estos valores no toman en cuenta la ingestión de crustáceos, caso en que la excreción puede llegar a 1 000 μg/l.

Referencias

Johnson R.D. *et. al.*: Pesticide Monit. J. 15, 39-51 y 54-69 (1981).

Pinto S. S. *et. al.*: Occup. Med. 18, 677-81 (1976).

Idem, Environ. Health Perspect. 19, 127-30 (1977).

Pershagen G. *et. al.*: Environ. Res. 29, 425-30 (1982).

Idem, Environ. Res. 1983.

Smith T. J. *et. al.*: Environ. Health Perspect. 19, 89-93 (1977).
Buchet J. P. *et. al.*: Int. Arch. Occup. Environ, Health 48, 71-79 y 111-18 (1981).
Crecelius E. A.: Environ. Health Perspect. 19, 147-50 (1977).
Edmonds J. S. *et. al.*: Nature 265, 436 (1977).
Valentine J. H. *et. al.*: Environ. Res. 20, 254-32 (1979).
Larsen N. A., *et. al.*: J. Neurol. Sci. 42, 406-17 (1979).
Vahter M. *et. al.*: Environ. Res. 32, 14-24 (1983).
Idem, Science totalenviron. 54, 1-12 (1986).
Le Quesne P. M.: J. Neurol. Sci. 32, 437-41 (1977).
Southwick J. *et. al.*: EPA Rep. 600/1-81-64 (1981).
Lee-Felstein A. en Arsenic. Ind. Biomed. & Environ. Perspective-Van Nostrand. 1983.
Hood R. D. *et. al.*: ibídem.
Idem: Teratology 25, 50 A (1982).
Idem: Bull. Environ. Contam. Toxicol. 29, 679-87 (1982).
Lerman B. B. *et. al.*: Ann. Clin. Lab. Sci. 10, 515-17 (1980).
Rösner P. *et. al.*: Environ.Health Perspec. 19, 235-37 (1977).
Oberly T. J. *et. al.*: Toxicol. Environ. Health 9, 367-76 (1982).
Wen W. N. *et. al.*: Human Genet. 59, 201-03 (1981).
Crossen P. E.: Mutat. Res. 119, 415-19 (1983).
Enterline P. E. E. *et. al.*: Am. J. Epidemiol. 116, 895-910 (1982).
Brown C. C. *et. al.*: J. Natl. Cancer Inst. 70 455-63 (1983).
Irgolic K: EPA 600/81-82-010 (1982).
Bergoglio R. M.: Prensa Med. Arg. 51, 994-98 (1964).
EPA Report 400/8- 83-021 F (1984).
Smith A. H. *et. al.*: Environ. Health Perspect. 97, 10 (1992).
Meharg A. *et. al.*: J.Environ.Monit. 2008, 10, 428.

ELEMENTOS BENEFICIOSOS

El Cromo

Es un elemento de transición del grupo 6 de la Tabla Periódica, que se halla en la naturaleza como el mineral cromita, y en baja proporción en otros minerales como la serpentinita y en combustibles fósiles.

Actúa con valencias 3+ y 6+, con muy distintas acciones biológicas.

Con valencia 3+ forma complejos con agua, urea, haluros, sulfatos p. ej. el ion $[Cr(H_2O)_6]^{3+}$ y también con aminoácidos y péptidos.

Con valencia 6+ forma aniones cromato en medio neutro o básico y dicromato en medio ácido. No ocurre en la naturaleza por ser reducido por la materia orgánica y todas las fuentes son de origen antrópico. Se originan en las operaciones de metalurgia del cromo y la fabricación y uso de sales derivadas, los cromatos y dicromatos.

Se usa en la industria del cuero y en galvanoplastia, como pigmentos y en las cintas electrónicas.

Cuando se lo agrega al agua permanece mucho tiempo por la baja cantidad de sustancias orgánicas que lo reduzcan.

También existe cromo en pequeña cantidades en el carbón natural y el petróleo y se libera en los procesos de combustión, pasando al aire como polvo. Otra fuente es la natural de volcanes.

No se ha observado bio-concentración en la cadena trófica.

El cromo del aire retorna al suelo ya sea como polvo o agregado a las gotas de lluvia.

Las mediciones indican que esta precipitación es mayor en las áreas urbanas, llegando de 0,1 a 3 $\mu g/m^2$/año.

De modo que la concentración natural no debiera ser motivo de cuidado, y los problemas se presentan en la exposición a fuentes de origen industrial.

En las zonas rurales el aire presenta cantidades muy bajas del orden de nanogramos/m^3. En las zonas urbanas aumenta hasta 0,7 $\mu g/m^3$.

Los valores en agua potable suele ser menor de 1 μg/l pero en zonas de suelos contaminados o con concentración natural mayor, la cantidad hallada en el agua sube hasta 8 μg/l.

Los suelos urbanos varían según el tipo de industrias presentes de 1 a 1000 μg/g.

Ingestión y excreción

Cuando se absorbe es transportado por las proteínas y por la globina de la Hb y pasa rápidamente a los tejidos, de modo que la medición en sangre no es un buen índice de la carga corporal.

El Cr^{3+} es esencial y actúa en el metabolismo de carbohidratos en conjunto con la insulina. Su absorción es pequeña por la poca solubilidad de los compuestos de Cr^{III}.

Se halla presente en los ácidos nucleicos unido a través de grupos fosfato y se cree que es un sostén de la doble hélice del ADN y facilita su síntesis.

Afecta además la síntesis de colesterol y lípidos y la utilización de los aminoácidos. Su DL 50 es de 660 mg/kg.

Se ingiere con los alimentos y es transportado por las proteínas plasmáticas incluyendo la transferrina. Se calcula que la ingesta diaria es menor de 100 μg/d.

Una vez absorbido se acumula en el hígado, como Factor de Tolerancia a glucosa.

En cambio los compuestos de valencia 6+, que son los cromatos, resultan tóxicos y se absorben fácilmente tanto por vía digestiva como pulmonar y también a través de la piel. Atraviesan la pared celular y en el interior se reducen a Cr (III).

La DL 50 es de 50 mg/kg (NIOSH), Estos son comunes en las galvanoplastias en las que se pulverizan soluciones de cromatos y acceden al pulmón por vía aérea. También hay exposición en la industria del cuero en la que se usan cromatos como mordientes.

Si se agrega al suelo como ha sido permitido por algunas autoridades hídricas poco responsables en los llamados "pozos absorbentes", pasa al agua de la freática y ha causado problemas serios. Se han observado concentraciones de 220 μg/l.

Se elimina principalmente por orina, y en menor proporción por el sudor y los tejidos de excreción.

El déficit de cromo baja la tolerancia a la glucosa, la actividad de la insulina que se traduce en aumento de la glucemia y el metabolismo de los aminoácidos.

Puede tener efectos cardiovasculares con ascenso del colesterol que revierte con suplementos de cromo.

Provoca aumento del colesterol sanguíneo y cambia el metabolismo lipídico desnutrición proteica, sindrome de mala absorción y síntomas confusionales.

Es liberado por la ingestión de glúcidos y activa la insulina, con la que forma un complejo [Cr^{III} $(nicot)_2$ gli_2 glut-cis].

Se le atribuye también un efecto conductual, aumenta la propensión a la violencia.

Toxicología

La toxicidad aguda es rara y ocurre por ingestión accidental o deliberada o por absorción a través de la piel en heridas abiertas. Por vía oral produce corrosión gástrica y conduce a falla renal.

Es más común la toxicidad crónica por ingestión de cromatos a través del agua o por inhalación en ambientes laborales.

La ingesta de cromatos por vía digestiva o pulmonar produce eczema, dermatitis alérgica con diversos grados de eczema, queratosis, úlceras, falla renal, malformaciones congénitas y abortos, y pueden actuar como carcinógenos, especialmente de pulmón por vía inhalatoria. Se observan también problemas en el sistema nervioso periférico.

Los estudios del IARC lo clasifican como evidencia suficiente de carcinogenicidad. Esto no se observa con los compuestos de cromo III.

En dosis bajas puede actuar como sensibilizante. Por vía aérea provoca ulceración y luego perforaciones del septum nasal, y rinitis y faringitis, desde 0,1 mg/m^3.

Por contacto produce úlceras de piel a veces complicado con asma y debilidad muscular.

En embarazadas produce abortos y también hay teratogenia, observándose daños esqueléticos y fisuras palatinas.

En estudios experimentales se observan efectos genotóxicos, como mutaciones, conversión de genes y modificaciones del ADN.

En el cabello su cantidad disminuye en la vejez y en la demencia senil.

Se puede determinar en sangre, orina y cabellos por Absorción Atómica electrotérmica. En los casos de intoxicación conviene la determinación en orina por ser índice de la carga corporal y ser paralela a la ingesta.

En operarios expuestos se han hallado valores hasta 200 μg/l. El valor es máximo en día viernes y mínimo en la orina matinal del lunes, que refleja la exposición en 1 a 2 meses.

El valor en eritrocitos es índice de la intensidad de exposición de cromatos durante la vida media de los hematíes.

Los valores de referencia son:

Suero: 0,5- 1 μg/l

Sangre total: aprox. 5 μg/l

Orina: < de 1 μg/d

Cabello: 0,5 – 1 μg/g.

Referencias

Towill L. E. *et. al.*: EPA 600/1-78-023 (1978).

Aaseth J. *et. al.*: Acta Pharmacol. Toxicol. 50, 10-15 (1982).

Yamaguchi S. *et. al.*: Ind. Health 211, 25-34 (1983).
Mertz W. Proc. Nutrit. Soc. 33 307-13 (1974).
Wed D. *et. al.*: New Trace Elements in Nutrition. Marcel Dekker N.Y. 123-53 (1971).
Anderson R. A. *et. al.*: Amer. J. Clin.Nutr. 36, 1184 (1982).
Kiilunen M. *et. al.*: Int. Arch. Occup. Environ. Health 59, 43-50 (1987).
Virtamo J. *et. al.*: Trace Elements in Health and Disease. RSC. 1981 pp. 127-28.
Langard S. *et. al.*: Act. Pharmacol. Toxicol. 42, 142-9 (1978).
Tandon S. K. *et. al.*: Toxicology 13, 29-347 (1979) Nat Acad, Sci (USA) Recommended Dietary Allowances. 1980.
Saner G.: Chromiun in Nutrit. & Disease A.R.Liss N.Y. 1980.
Tsuda H. and Kato K.: Mut. Res. 46, 87-94 (1977).
Levis A. C. *et. al.*: Brit. J. Cancer, 38, 110-16 (1978).
Levis A. C. and Martin ibid. 1983.
Ohno H. *et. al.*: Mut. Res. 104 141-45 (1982).
Littorin M. *et. al.*: Scand. J. Work Environ. Health, 9, 259-64 (1983).
Gale T. F. Environ. Res. 16, 101-109 (1982).
EPA. Health Assesment for Chromium. 600/ 8-83- 014F (1984).
Sjogren B. *et. al.*: Int. Arch. Occup. Environ. Health, 51, 347-54 (1983).
Lewalter J. *et. al.*: ibidem 55, 305-18 (1985).

El Níquel

Es un elemento de transición del grupo 10 de la Tabla Periódica.

Se halla en el suelo y de allí pasa al agua, donde se lo halla en concentraciones de 3 a 55 μg/l. Los sedimentos lo contienen en el orden de los 100 mg/l.

Los desagües sanitarios pueden tener de 50 a 150 μg/l, y los efluentes industriales suelen tener más de 100 μg/l. En el océano se halla de 0,1 a 4 μg/l.

En el aire se lo encuentra derivado del suelo, meteoritos y principalmente de los combustibles fósiles y de residuos urbanos.

En la metalurgia del níquel puede pasar al aire el tetracarbonilníquel gaseoso usado en su purificación. Es un líquido de bajo Punto de Ebullición insoluble en agua pero con afinidad por los lípidos por lo cual atraviesa la membrana celular.

Los minerales usados son el sulfuro y el óxido por tostación, reducción con hidrógeno y purificación por electrólisis o por formación del carbonilo gaseoso.

El sulfuro es insoluble pero los macrófagos lo fagocitan, y se incorpora a las células, con propiedades carcinogenéticas.

Las concentraciones halladas en aire son del orden de nanogramos por m^3 (5 a 200 ng).

El tiempo de residencia aérea es de siete días, pasando al agua o suelo y luego a la biota con tiempo de residencia de 20 años.

El componente más importante en estas migraciones es el ion Ni^{2+} hidratado que se une de preferencia a ácidos orgánicos, pero en efluentes puede estar unido a otros ligandos derivados de detergentes, proteínas, etc.

Ingresa al organismo con los alimentos o por aspiración de polvos industriales. El promedio es de alrededor de 400 μg/día. La absorción intestinal es baja, aproximadamente 1-5 % y es transportado por la albúmina y la α-1 macroglobulina.

La excreción es principalmente intestinal.

Se estima que en los humos de acerías, el 90% de lo ingerido no se absorbe por la baja solubilidad de los compuestos, y no influyen en la cantidad en sangre u orina.

Los alimentos lo contienen en muy pequeña cantidad del orden de μg/kg p. ej. 50 a 600 en harinas, 2 800 a 4500 en hojas de té, 60 a 400 en carnes, 10 a 150 en leches.

El tabaco contiene de 1 a 14 μg/cigarrillo, relativamente alto en proporción a otras ingestas.

Los órganos que tienen mayor captación son pulmones y riñones y luego la tiroides y las suprarrenales. La excreción de lo absorbido es principalmente urinaria.

La exposición es casi siempre ocupacional, como gas, polvo, aerosol o soluciones por vía pulmonar, digestiva o dérmica.

Se suelen hallar afectados en la industria metalúrgica, galvanoplastia, aleaciones, joyería, hidrogenación de aceites, refinerías, pinturas, cerámicas, baterías alcalinas y otros.

Se lo usa en aceros y otras aleaciones, joyería, y en las baterías níquel-cadmio.

Los efectos dérmicos, se producen por absorción por piel, folículos y sudoríparas y consisten principalmente en dermatitis. La acción puede aumentar por efecto de ácidos y bases.

Otra fuente de exposición son las aleaciones dentarias con níquel que pueden sufrir disolución parcial.

Déficit

Se ha hallado que su déficit deprime la actividad de varias enzimas, como la glucosa-6-fosfato deshidrogenasa, la isocitrato deshidrogenasa y la lactato deshidrogenasa entre otras. Asimismo induce un déficit de hierro, disminuyendo la eritropoyesis. Es activador de arginasa, tripsina y carboxilasa y estabiliza el ARN y el ADN.

En la soja se ha demostrado que la enzima ureasa de su harina contiene níquel como átomo central, cada subunidad de la enzima de peso molecular 96 000 tiene dos átomos de níquel. También interfiere con el metabolismo del zinc.

Se ha observado que la concentración en suero aumenta en los infartos y en las quemaduras extensas.

Su aumento produce dermatitis, y rinitis crónica.

La ingesta diaria se halla entre 300 y 600 µg.

Se excreta principalmente por heces, desde 260 µg.

La carcinogenicidad

Se ha observado amento de cáncer en los expuestos de la minería o industria.

No lo son las sales comunes de níquel, salvo que haya sinergia con otras sustancias como el benzopireno. Se observa en pulmón y senos paranasales, con preponderancia de éste, y es reconocido como enfermedad laboral, aunque hay casos de laringe, carcinoma gástrico y algunos sarcomas.

El compuesto principal es el sulfuro Ni_3S_2 cristalino y también el NiS, por vía aérea, y otros son el óxido, el polvo metálico y el gas carbonilníquel.

La latencia es prolongada y va de 5 a 25 años.

La genotoxicidad

Se ha observado que puede ser genotóxico, a través de la formación de radicales libres.

Los mecanismos más probables son:

- unión al ADN, con rupturas y mutaciones
- cruzamiento con proteínas dando errores de replicación
- unión a proteínas nucleares o al ARN afectando la estructura de la cromatina
- transiciones que pueden expresar segmentos del genoma normalmente reprimidos
- alteración de la estructura de la polimerasa que impide la replicación.

Se determina por Absorción Atómica, en suero u orina. Se toma como valor crítico el de 10 μg/l.

Los valores de referencia son:
En suero: 1-4 μg/l
En orina: 1-6 μg/d
En cabellos: 0,5-1,5 μg/g.

Referencias

Ader D. and Stoeppler M.: J. An. Toxicol. 1, 252-60 (1977).
Hogetweit A. C. *et. al.*: J.Occupl. Med. 22, 597-600 (1980).
Akeson B. *et. al.*: Int. Arch. Occup. Environ. Health 56, 11-17 (1985).

Sunderman F. W. en Chemical toxicol. & Clin.chem of metals-de Brown S. S. *et. al.* Academic Press, Londres, 1983 pp. 217-30.
Idem, Progress in Nickel toxicology, Blackwell, Oxford, 1985 pp. 1-250.
Idem: Ann. Inst. Super. Sanitá 22, 669-80 (1986).
Idem, en Biocompatibility of Co-Cr- Ni alloys. Plenum Press. Londres, 1987.
Int. Committee on Nickel Carcinogenesis. Scand. J. Work Environ. Health, 16, 1 (1990).
Aitio A. and Tomatis L.: en Trace Elements in Health and Disease.-1991- pp.159-68.
Mastromateo E.: Am. Ind. Hyg. Assoc. J.47, 589-601 (1986).
Clemente G. F. *et. al.*: en Nickel in the Environment, pp 493-98, 1980, Wiley Interscience, N. Y.
Rigaut, J. P.: Criteres de Santé pour le nickel. Luxenbourg. 1983.
Anke M. *et. al.*: en Nickel in the Human Environment, de Sunderman FW (ed)pp 339-65 1984 - IARC Sci, Publ. nº 53.
Rezuke W. N. *et. al.*: Am. J. Int. Med, 1987.
Angerer J., Lehnert G.: Int. Arch. Occup. Environ. Health: 62, 7-10 (1990).

El Manganeso

Es un elemento de transición del grupo 7 de la Tabla Periódica, que es abundante en la naturaleza (décimo lugar) en rocas y nódulos en los fondos oceánicos. El mineral más común es la pirolusita (MnO_2).

Se usa en metalurgia en los aceros al manganeso, resistentes a la abrasión.

Actúa principalmente con las valencias 2+, 4+ y 7+. En biología es en general bivalente y poco tóxico, excepto el MnO_2 como contaminante aéreo o sales de manganeso en aguas de pozo.

Es un elemento esencial a los organismos, pero su exceso es neurotóxico.

El Mn^{2+} tiene propiedades y tamaño similares al Mg^{2+} y puede reemplazarlo como cofactor enzimático, ya que se une de preferencia con donantes más débiles como fosfato y carboxilato, como ocurre en la fosforilación oxidativa, las galacto transferasas, ligasas, isomerasas, polimerasas del ARN y la deshidrogenasa isocítrica.

Se ingiere con alimentos y agua, se transporta como ion Mn^{2+} unido a la α2-macroglobulina y la transferrina y se acumula en las mitocondrias, una de cuyas enzimas es una Mn- superóxido dismutasa.

Los alimentos ricos en manganeso son: trigo integral, pescado y ajos. Se excreta por bilis y muy poco por orina.

La dosis diaria recomendada es de 2,5 a 5 mg/día. En adultos se absorbe sólo el 3% de la ingesta, pero en niños puede ser de hasta el 70%.

En el cabello forma complejos con las proteínas capilares.

Lo mismo ocurre en animales y se ha observado que el aumento de manganeso mejora la fertilidad.

En los pacientes con hemodiálisis crónica se observa déficit de manganeso, y lo mismo sucede en la uremia.

Su déficit produce depresión, disminuye el crecimiento, produce ataxia, esterilidad, aterosclerosis por aumento del colesterol y hay anomalías mitocondriales. En niños puede producir retardo mental y defectos esqueléticos que se atribuyen al déficit de la glicosil transferasa que cataliza la síntesis de los proteoglicanos.

Se observan déficit en la reproducción y lactancia, ataxia congénita irreversible y aumento de la mortalidad neonatal.

Hay también defectos en la síntesis proteica, por anormalidades mitocondriales que afectan el metabolismo de otros elementos.

Los primeros síntomas del déficit son: fatiga, dermatitis, y pérdida de peso.

Se acumula en hígado, huesos y riñón.

Su exceso, el manganismo, es debido a que el hígado produce con el ion Mn^{2+} el citrato de manganeso que puede entrar en el cerebro, donde actúa como un tóxico que afecta el sistema extrapiramidal, la locura mangánica, produce cefaleas y nerviosidad, y se acumula en la sustancia nigra.

Actúa en el cerebro por medio de la glutamina sintetasa, enzima que contiene 4 átomos de Mn por molécula y transforma el l-glutamato en glutamina en las células gliales. Disminuye la producción de dopamina y aumenta su oxidación.

Se observa disminución de la actividad mental con desorientación, alucinaciones, conducta compulsiva y desórdenes psiquiátricos, con pseudo parkinsonismo, anorexia, interfiere con la vitaminaB1 y produce déficit de hierro.

En los hematíes disminuye la síntesis del hemo.

Pueden aparecer fallas inmunes, daños hepáticos, pancreatitis.

El exceso es poco común en la población en general y en la mayoría de los casos ocurre en algunos ambientes laborales como mineros y soldadores, por vía respiratoria como dióxido de manganeso, $MnO_{2,}$ dando inflamación pulmonar, neumonitis, síntomas parkinsonianos, o esquizofrénicos.

Se ha hallado que se produce un amento de manganeso en las lavas volcánicas, especialmente en la superficie y esto se ha correlacionado con un aumento de diagnóstico de Parkinson, p.ej. en las vecindades del Etna lo que ha hecho suponer que algunos de ellos sean en realidad síntomas de manganismo

En las nuevas baterías de ion litio uno de los electrodos contiene óxidos de manganeso y será otro factor contaminante de origen laboral.

Se suele tratar con quelantes como el edta o sus derivados que aumentan la excreción urinaria, pero los daños cerebrales no son reversibles.

En ciertas regiones puede provenir del agua de pozo.

Debe vigilarse en la diálisis crónica por observarse un descenso en el suero y un aumento en los eritrocitos, y producir en los dializados síntomas similares a los del aluminio.

Hay un descenso de su concentración en diabetes, esterilidad, artritis reumatoidea, ictericias, cáncer, raquitismo e hipoclorhidria. En neonatos con malformaciones congénitas, se observa descenso del Mn en cabellos, por lo que algunos autores recomiendan vigilar el Mn en el cabello de la madre.

Asimismo, se han observado valores bajos en cabello en las depresiones.

En algunos países se ha observado un valor promedio mayor en mujeres que en varones, sin que haya una explicación del hecho.

Hay datos de que los alimentos ricos en manganeso protegen contra el cáncer de próstata.

El nivel aceptable en agua se ha fijado en 50 μg/l.

Se recomendó hacer la determinación en el LCR, pero hay dificultades prácticas, y sucede que el reconocimiento del mal puede ser tardío.

Se determina por Absorción Atómica. Los valores de referencia son:

Suero: 1- 5 µg/l

Eritrocitos: 15-25 µg/l

Orina: 1- 3 µg/d.

Cabello: 1- 2 µg/g

Los valores en cabello son paralelos a los de sangre y orina.

Referencias

Spuren Elements Symposia, 1983, 355-61.

N. K. K. 19, 169-71.

C. S. K. H 40, 31-38 (1983).

Burch R. E. *et. al.*: J. Lab. Clin. Med. 86, 132-39 (1975).

J. Clin. Nutrit. 41, 1042- 44 (1985).

Rubinstein A. *et. al.*: Lancet, 7270, 1348-51 (1962).

Schrader R. E. *et. al.*: J. Nutrit. 94, 269-81 (1968).

J. Radioanal. Chem. 89, 277-85 (1985).

Sky-Peck H *et. al.*: Chemical Toxicology & Clin. Chem. of Metals- 2nd. Int.Conf. 1983 p. 159-63.

Chandra G. S. *et. al.*: Clin. Toxicol. 18, 407-16 (1981).

O.M.S. Environ. Health Criteria - 17 - Manganeso - Ginebra 1981 pp. 1-10.

Jarvisalo J. *et. al.*: en Chemical Toxicology of Metals 2nd. Int. Conference 1983 p. 123-26.

Natl. Acad. of Sciences: Recommended dietary allowance, 1980.

Seiler HG & Sigel H: Handbook on Toxicity of inorganic compounds- Marcel Dekker. N.Y 1988. Cap. 34.

Keen C. L. *et. al.*: en Biochemistry of Essential Ultratrace Elements. Plenum. N.Y. 1984 pp. 89-132 (1984).

Rogers J. M. *et. al.*: en Metal ions in Neurology and Psychiatry. Vol. 15. Alan Liss. N.Y. 1985, pp. 3-34.

Donaldson J. *et. al.*: ibídem, pp. 259-85.

Cooper W. C.: J. Toxicol. Environ. Health 14, 23 (1984).
OMS Technical Report 647, 1980.
OMS Environmental Health Criteria-Manganese. 1981.
Statstny D. *et. al.*: Am J. Clin. Nutr., 39, 872-78 (1984).
Michalky B. *et. al.*: J.Environ.Monit.: 2007, 9, 650.
Cristaldi D. A. *et. al.*: Anal. Methods, 2013.

OTROS

El Aluminio

Es un elemento del grupo 13 de la Tabla Periódica y tiene propiedades semimetálicas.

En la Naturaleza es el tercer elemento en abundancia, y existe como compuestos con oxígeno, silicio, flúor y otros elementos.

Ingestión: la dosis diaria está entre 9 y 15 mg por el agua y los alimentos pero puede aumentar según sea la dieta.

En el agua común es muy poco soluble (hasta 1 µg/l), pero en medio ácido es muy soluble, dando iones Al^{3+} por lo que la lluvia ácida aumenta su concentración Por ello se recomienda no cocinar jugos o salsas ácidas en recipientes de aluminio porque el metal es soluble aún en ácidos diluidos. Asimismo es soluble en soluciones alcalinas como ion aluminato.

Otro origen es el agregado de sulfato de aluminio en los abastos municipales de agua potable, para la coagulación de impurezas, llegando a 2-4 µg/l.

También puede ingresar por contaminación del aire.

Se transporta con la transferrina con un mecanismo similar al del hierro.

La eliminación es por vía renal y los mecanismos de excreción son buenos, lo que habitualmente compensa la ingestión. En los expuestos a humos o ingestión oral con aluminio la excreción aumenta 10-20 veces.

En individuos normales la carga en tejidos no varía con la edad, entre 1 y 4 µg/g.

Pero en los casos de diálisis prolongadas o uremia grave por insuficiencia renal esos mecanismos no funcionan y provocan acumulación del metal en el organismo.

En esas condiciones se produce una forma especial de demencia. Se observa distaxia, desorientación direccional, y alucinaciones.

El aluminio interfiere en la velocidad de transporte axonal, aumenta el catabolismo de los neurotransmisores y disminuye su recaptación.

Los síntomas tóxicos se observan cuando la concentración plasmática llega a 120 μg/l, y en tales casos se hace necesaria una quelación.

Se acumula en los huesos produciendo osteomalacia y fracturas. También produce anemia microcítica hipocrómica, se acumula en paratiroides inhibiendo la PTH.

La quelación con desferroxiamina puede mejorar el estado del paciente.

En el Alzheimer y en la demencia senil, se observa un depósito de aluminio en la neuronas formando filamentos blanquecinos que destruyen las células, pero no hay aumento del aluminio en sangre, orina o cabellos, de modo que no hay prueba de la acción del aluminio en la etiología. Se supone que una proteína plasmática absorbe el aluminio y lo deposita en el cerebro formando esas fibrillas.

Su determinación se efectúa por Absorción Atómica Electrotérmica.

Valores de referencia:

En suero: < 10 μg/l

En orina: < 20 μg/l (otros toleran hasta 45 μg/l) ya que puede ascender cuando se ingieren antiácidos con óxido de aluminio.

En cabellos: < 30 /μg/g

Los síntomas de intoxicación se producen a partir de los 120 μg/l de suero o plasma.

Referencias

Winney R. J. *et. al.*: Kidney Int. 29. Suppl. 8 S95-98 (1986).

Versiek J., CRC Critical Reviews 22 97-183 (1985).

Alfrey, A. C. en Toxicology of Metals, de Brown y Kodama, 1987 pp. 201-10.

Idem, N., Engl. J. Med. 294, 184-88 (1976).

Mussi I. *et. al.*: Int. Arch. Occup. Environ. Health 54 155-61 (1984).

Kusrokama K. *et. al.*: en Toxicology of Metals de Brown y Kodama pp. 211-17 (1987).
Ott S. M. *et. al.*; New Engl. J. Med., 307, 709-13 (1982).
Emeric E. y Bertello L.: Rev. Asoc. Méd. Arg.
Morrisey J. J. *et. al.*: Kidney Int. 23, 699-704-(1983).
Martin R. B.: Clin. Chem 32, 1797 (1986).
Wills M. R. y Savory J.: Crit. Rev. Clin. Lab. Sci. 27, 59 (1989).

El Boro

La ingesta diaria es variable, normalmente entre 1y 3 mg aunque hay casos de valores hasta 20 mg.

Su rol esencial está demostrado en los vegetales, y que su exceso puede resultar tóxico para ellos. En los vegetales inhibe las polifenol-oxidasas y puede ser regulador en biosíntesis de almidón y en el control de mensajeros como el calcio.

En el déficit de algunos nutrientes se piensa que puede actuar como suplemento coadyuvante.

En la artritis algunos autores hallan un notable descenso del boro en hueso, que puede mejorar con suplementos de boro.

Parece jugar un rol reparador en casos de cambios hormonales importantes, y en casos de mala absorción de magnesio, o estrés metabólico. En situaciones normales no se ha podido demostrar acción específica, ni fijar la dosis diaria. En todo caso podría llegar a ser beneficioso.

En dosis elevadas puede ser tóxico. La DL50 es de 50 g para adultos y de 3 g para bebés. Puede ser absorbido por la piel y ha habido casos fatales en quemados a los que se trató con soluciones de borato.

Referencias

Mariko O. *et. al.*: en Toxicology of Metals: de Brown and Kodama (eds.) E. Horwood Chichester. 1987.

Ploquin. Bull. Soc. Sci. D´hyg. alim. 55. 1967
Newnham E. en Toxicology of Metals de Brown and Kodama (eds.) 1987 pp 71-72

El Silicio

Dietas deficientes en silicio mostraron en animales déficit de crecimiento y de desarrollo de huesos y cartílagos. Se supone que cumple un rol estructural en la formación de la matriz ósea previa a la biomineralización.

Se lo cree esencial para la biosíntesis del colágeno y el epitelio dando elasticidad y fuerza a las uniones proteicas por entrecruzamiento de enlaces Este efecto parece también ocurrir en las paredes de los vasos sanguíneos.

Se asocia con los polisacáridos del tejido conectivo y en la recalcificación se asocia a los osteoblastos.

Otros autores teorizan que la acción consiste en regular la biodisponibilidad del aluminio que es tóxico cuando no funcionan los mecanismos normales de su eliminación. Se basa en la abundancia de los sílico-aluminatos en la naturaleza.

Su concentración en suero es de 1 µg/l y se excreta por orina alrededor de 9 µg/día.

El Rubidio

Se lo ha planteado como esencial sin llegarse a resultados seguros. En animales se ha hallado que su déficit altera el metabolismo de metales alcalinos, calcio, magnesio, fósforo, hierro, cobre y zinc.

El Molibdeno

Es un elemento de transición del grupo 6, actuando principalmente con valencias 5+ y 6+ en reacciones redox y de intercambio de ligandos por varios mecanismos.

Es parte junto con el hierro de las enzimas nitrogenasa y nitrógeno reductasa que sintetizan la clorofila.

También actúa en la actividad de las flavoproteínas, xantino oxidasa y aldehído deshidrogenasa.

No hay datos fehacientes sobre los requerimientos mínimos diarios.

En el caso de los pollos se suele agregar a la dieta 1 mg/kg.

Es un elemento esencial y se ha observado que su déficit produce anemia.

En los vegetales forma parte junto con el hierro de la enzima nitrogenasa que utiliza el nitrógeno del aire para formar las proteínas. También es activador en las flavoproteínas, la xantinooxidasa y la aldehído deshidrogenasa.

El Cobalto

Es un elemento de transición del grupo 9 de la Tabla Periódica.

Es esencial debido a ser el átomo central de la molécula de la vitamina B12.

En el hombre la acción bacteriana sintetiza la vitamina a partir del ion cobalto ingerido y es esencial por actuar en la síntesis de la Hb y ADN, en el metabolismo de los aminoácidos y en la transferencia de iones hidruro y grupos metilo. Se supone que el mecanismo actúa vía la reducción del Co^{II} a Co^{I}.

Se ingiere con los alimentos, y se excreta por orina con una vida media de pocos días.

La exposición es casi exclusivamente ocupacional, y la cantidad en orina sube durante la semana laboral.

El déficit de Vitamina B12 produce fatiga crónica, pérdida sensorial, depresión, y anemia macrocítica.

Los valores en sangre y orina dependen de la exposición reciente.

Se determina por Absorción Atómica.

Los valores de referencia son:

Suero: 1-3 µg/l

Orina: < 3 µg/l

Cabello 0,25-0,45 µg/g

Referencias

Perdrix A. *et. al.*: Toxicol. Eur. Res 5, 233-40 (1983).
Ichikawa Y. *et. al.*: Int. Arch. Occup. Envir Healtgh, 55, 269-76 (1985).
Prieto Cebrian M. L.: Cobalto y Vit. B12. Tesis (1954).

El Vanadio

Es un elemento de transición del grupo 5, que actúa con valencias 3+ y 5+.

Su ingreso es por vía pulmonar.

Se halla en el agua de pozo de ciertas zonas de la Argentina, si bien la absorción es baja.

Se excreta por orina y su vida media es de sólo 20-40 horas.

Se lo considera esencial a dosis muy bajas, pero tóxico a dosis elevadas.

Se observa un aumento en suero, orina y cabellos en el caso de los maníaco-depresivos.

En animales, la DL50 es mínima en el hexavanadato y es mayor en el orto-y pirovanadato.

Se ha visto que inhibe la ATPasa de sodio y potasio, actúa en el catabolismo de la serotonina, dopamina y otros neurotransmisores.

Se determina en orina que es buen indicador de la exposición reciente.

Se ha hablado, pero sin prueba fehaciente de su influencia en el rendimiento deportivo.

El valor de referencia en orina es menor de 1 µg/l.

Referencias

Lauwerys R. R.: Guide for biological monitoring, Biomedical Publications, Davis California.

El Hierro

Dada su abundancia en la sangre no se lo considera estrictamente un oligoelemento pero se han hallado problemas en microescala en algunos órganos.

Se conoce bien su transporte por la transferrina y su acumulación en la ferritina.

Se ha teorizado sobre la participación del hierro cerebral en el Parkinson y el Alzheimer debido a haberse hallado un exceso de hierro en los tejidos afectados.

Se ha aceptado la importancia de la proteína tau, pero no hay pruebas de que sea la única causante.

Se encontró que esos tejidos tienen poca proteína tau soluble, pero altos valores de hierro, suponiéndose que los bajos valores de tau permiten el depósito de hierro que causa neurodegeneración.

Una comprobación ha sido el uso de un quelante no tóxico del hierro (clioquinol), que provoca mejoras en los tejidos al bajar la cantidad de hierro, porque el descenso de tau inhibe otra proteína que es transportadora del hierro cerebral.

Referencias

Lei P. *et. al.*: Nat. Med., 2012.

EL PROBABLE FUTURO

El conjunto de estas afecciones y sus interacciones está llevando al estudio de las funciones de los metales en conjunto con las proteínas, que se ha dado en llamar, "metalómica" y se espera un desarrollo importante de esta especialidad, el afinamiento de los métodos de modo de llegar a comprender el modo de acción natural de los metales en los sistemas biológicos.

Un ejemplo es el grupo de los citocromos P450, metaloenzimas con un átomo central de hierro, que catalizan la destrucción de moléculas por oxidación.

Se usan técnicas hifenadas como ICP-MS para medir el hierro constituyente de las enzimas, pero no pueden distinguirse las diversas formas.

Se espera hallar diferencias entre los tejidos normales y los del cáncer.

Referencias

Waening L. *et. al.*: J. Anal. At. Spectrom. 2011, 26, 310.

ELEMENTOS DE USO TERAPÉUTICO

El Litio

No existe en el organismo en cantidades mensurables.

Se usa como medicamento en pacientes maníaco-depresivos, en dosis que lleven a una concentración plasmática de 0,6 a 1,2 mmol/l.

Si supera los 2 mmol/l (14 mg/l) presenta síntomas tóxicos como vómitos, diarreas, temblores y vértigo.

Si esa dosificación es prolongada produce daño renal y del SNC.

Su absorción y distribución es irregular en cada órgano, y afecta algunas enzimas que afectan la glicólisis, la síntesis de ARN y ADN y de neurotransmisores y el AMP cíclico con efectos sobre la tiroides y el riñón.

Actualmente se usa en la industria de las nuevas baterías, lo que debe tenerse en cuenta en medicina laboral por la posibilidad de afecciones por exposición prolongada.

El Platino

Es un elemento de transición del Grupo 10 de la Tabla Periódica. Forma parte de los llamados metales nobles. Actúa con valencias 2+ y 4+.

Se halló que algunos complejos de platino pueden ser anticancerígenos. El más conocido es el llamado "cisplatin", que es el cis- diclorodiamminplatino, cis-[Pt^{II} Cl2(NH3)2] que es un complejo plano-cuadrado.

Actúa sobre tumores urinarios al igual que otros derivados en que se reemplazan los grupos NH_3 por aminas R-NH_2.Actúa inhibiendo la síntesis de ADN en la célula cancerosa.

Tiene efectos secundarios en riñón e intestinos e hipomagnesemia, que pueden ser mejorados con la administración simultánea de selenio.

Se deposita en piel, riñón e hígado y se excreta por riñón en forma bifásica, una primera rápida de 16 minutos y otra lenta de siete días.

Referencias

Nobumass I. *et. al.*: en Toxicology of Metals, de Brown y Kodama (eds) pp. 99-105 (1987).

Naganuma A. *et. al.*: J. Phaarmacobio. Dyn, 7, 217-20 (1984).

Idem, Toxicol. Lett. 24, 203-07 (1985).

Safirstein R. *et. al.*: en Toxicology of Metals de Brown y Kodama, 1987, pp. 395-401.

El Oro

Es otro metal noble del grupo 12 de la Tabla Periódica.

Actúa con valencias 1+ y 3+.

Algunas sales de valencia 1+ se han usado como "crisoterapia", como el tiomalato y la tetraacetatotioglucosa, por sus propiedades antiinflamatorias en artritis reumatoide, ya que frenan la destrucción de cartílagos y huesos.

Está en estudio su uso antitumoral en forma de nano partículas.

La respuesta es lenta (entre 5 y 12 semanas) y la concentración de oro en suero llega a 20 μmol/l, transportado por la albúmina (del 45 al75%) y el resto por inmunoglobulinas y la α1- y β-globulinas. Se acumula en las células sinoviales y los macrófagos.

Inhibe la síntesis de algunas prostaglandinas.

Como efectos secundarios producen dermatitis, discrasia sanguínea y nefrotoxicidad por daño glomerular.

En algunos casos produce desórdenes intestinales.

Referencias

Kaizu K. *et. al.*: en Toxicology of Metals de Brown y Kodama, 1987 pp. 403-14.
Littman B. H. *et. al.*: Arthritis Rheum. 28, 1384 (1985).
Wright A. *et. al.*: Ann. Rheum. Dis. 43, 495 (1984).
Kaizu K. *et. al.*: J. UOEH, 8, 27 (1986).

El Flúor

Es el primero de los halógenos (grupo 17 de la Tabla) y el más electronegativo de los elementos.

Es esencial y forma parte de huesos y dientes. En estos últimos se halla en forma de fluoroapatita en el esmalte, más resistente que la hidroxiapatita corriente.

Se ingiere principalmente con el agua de bebida. Los valores recomendables en el agua varían con la temperatura zonal.

En zonas frías: se recomienda 0,9-1,7 mg/l.

En zonas cálidas: 0,6-0,8 mg/l.

En las aguas con muy poco flúor como suele suceder en las vertientes de montaña producen daños visibles en los dientes.

En tales casos se recurre a una pequeña fluoración del agua agregando fluoruros solubles, cuidando de no pasar de 1,5 mg/l.

Si el agua tiene exceso de flúor de 4 mg/l o más, se produce la llamada fluorosis en que el elemento se acumula en los huesos que se tornan frágiles. En la Argentina es común en La Pampa y zonas del Oeste de la Prov. de Buenos Aires.

Se caracteriza por el llamado "moteado" de los dientes de color parduzco.

Si el agua tiene más de 4 mg/l ocurre la llamada fluorosis esquelética por la mayor dureza pero mayor fragilidad de los huesos.

También es conocida en los animales de zonas con suelos de alto contenido de fluoruros.

Otros elementos

También se han estudiado como anticancerígenos compuestos de otros metales como el rodio, p. ej. el $Rh^{III} Cl_3 (NH_3)_3$.

Referencias

Lovat C. J. *et. al.*: en Frieden E.A. Biochemistry of Essential and Ultratr ace Elements. Plenunm Press N.Y. 1984, pp. 389-421.

Carlisle E. M.: ibidem, 257-91.

Nielsen F. H. *et. al.*: Faseb J. 1, 394 (1987).

Birchall J. D.: Chem. Brit. 26, 141 (1990).

Yokoi, K. *et. al.*: Biol. Trace Elem. Res., 51, 199 (1996).

Sano, M. *et. al.*: New England J. Med. 336, 1216-22 (1997).

Malecki, E. A. *et. al.*: J. Nutr. 126, 27-33.

Yoshizawa, K. *et. al.*: J. Natl. Cancer Inst. 90, 1219-24 (1998).

Lauwerys R. R. Biological monitoting of metals. En Genotoxic and Carcinogenic Metal (Fishbein *et. al.* Ed.) Princeton Scientific Publishing Co. Princeton 1987.

Brown S. S. and Kodama Y. (eds): Toxicology of Metals- VI Int. Symp. E. Horwood Ltd. Chichester, 1987.

Se terminó de imprimir en Impresiones Dunken
Ayacucho 357 (C1025AAG) Buenos Aires
Telefax: 4954-7700 / 4954-7300
E-mail: info@dunken.com.ar
www.dunken.com.ar
Julio de 2015